Susanne Seethaler

Das Mädchen im rosafarbenen Kleid

Susanne Seethaler

Das Mädchen im rosafarbenen Kleid

Meine Geschichte der Angst und ihrer Heilung

Mit einem Nachwort von Dr. med. Egon Fabian

nymphenburger

Für
M., C., W., R., D., A. und E.

MIX
Papier aus verantwortungsvollen Quellen
FSC® C014496

Schutzumschlag: atelier-sanna.com, München
Schutzumschlagmotiv: Nikaa, Trevillion Images
Satz: Buch-Werkstatt GmbH, Bad Aibling
Gesetzt aus: Sabon 10,8/14,9 pt
Druck und Binden: GGP Media GmbH, Pößneck
Printed in Germany
ISBN 978-3-485-01425-0
Auch als ebook

www.nymphenburger-verlag.de
www.susanneseethaler.de

»Mit Todesangst im Herzen
doch ausgehalten;
der einzig wahre Mut.«

Theodor Fontane

1

Schneeweißer Rauch steigt aus dem schlichten Eisenrohr auf. Die Stimme des Moderators aus dem Off überschlägt sich fast; ein neuer Papst ist gewählt worden. Und schon werden erste Mutmaßungen von geladenen Experten geäußert, während das Bild auf der Mattscheibe immer noch die dünne Rauchfahne vor dem bedeckten Himmel über dem Vatikan zeigt. Bekommen wir nun endlich ein deutsches Oberhaupt der katholischen Kirche? Haben sich die einberufenen Kardinäle vielleicht gar für Joseph Ratzinger entschieden?

Ich folge der Berichterstattung mit halbem Ohr und schaue nur hin und wieder in Richtung Bildschirm, auf dem nun der leere Balkon eingeblendet ist, auf den in wenigen Augenblicken der neue Pontifex mit segnender Geste treten wird.

Schon seit Tagen fühle ich mich eigenartig schwach – ich vermute eine Grippe im Anmarsch – und hoffe auf Ablenkung durch die TV-Berieselung aus dem fernen Italien. Als dann tatsächlich Joseph Ratzinger vor die Menschenmenge tritt, wird mir im gleichen Moment schwarz vor Augen und der kalte Schweiß bricht aus allen Poren meines Körpers. Was ist nur los mit mir? Ich höre noch, wie aus Joseph Ratzinger Benedikt XVI. wird, dann stürze ich ins Bad, um mich zu übergeben.

Nach einer gefühlten Ewigkeit auf den kalten Fliesen vor der Kloschüssel stehe ich mit wackeligen Beinen auf. Das Waschbecken ist nur einen kleinen Schritt entfernt, doch mir scheint alle Kraft abhandengekommen zu sein. Ich lasse Wasser über meine eiskalten Hände laufen und trinke ein paar Schlucke direkt aus dem Hahn. Dann hebe ich den Kopf, um mein Gesicht im Spiegel zu betrachten ... und in diesem Moment zerspringt mein bisheriges Leben in tausend Splitter.

Im Hintergrund ertönen immer noch die Stimmen der Liveübertragung. Benedikt hat seinen Balkon wieder verlassen. In den Straßen Roms feiern die Menschen; der Verkehr ist streckenweise zusammengebrochen.

Ich blicke in den Spiegel und sehe ein aschfahles Gesicht, das sich selbst aus weit aufgerissenen blauen Augen anstarrt.

Ich kenne diese Frau nicht, ich habe sie nie zuvor gesehen. Ich erkenne mein eigenes Spiegelbild nicht mehr und weiß doch, dass ICH das sein muss. Aber wer bin ich? Mir fällt mein Name nicht mehr ein.

Und mit dieser Erkenntnis steigt eine schier namenlose Angst aus den Tiefen meiner Seele auf und eine riesige Welle aus Panik reißt mich mit sich, um mich für immer zu verschlingen.

2

»Stell dich gerade hin, Susi, du machst ja einen Buckel! So geht das nicht!« Meine Mutter zupft aufgeregt die Schürze meines rosafarbenen Dirndls zurecht. In meinen angstfeuchten Händen halte ich die quadratische Pappkarte, auf der das Gedicht steht, das ich gleich vor sehr vielen Menschen vortragen werde. Der Pappkarton hat die gleiche Farbe wie das Kleid, aber an den Rändern färbt er sich vom Schweiß bereits dunkler. Ich schäme mich dafür.

»Susi, wenn du jetzt gleich da rausgehst auf die Bühne«, raunt mir meine Religionslehrerin ins Ohr, »dann schaust du dem Herrn Ratzinger ganz offen in die Augen. Schau nicht auf den Boden, wenn du ihm dein Gedicht vorträgst! Hast du mich verstanden?«

Ich nicke schüchtern und in meinem Hals bildet sich ein riesengroßer Kloß, den ich krampfhaft hinunterzuschlucken versuche.

Unter Hunderten von Schülern und Schülerinnen aus ganz Bayern bin ich im Rahmen eines Wettbewerbs unter Drittklässlern ausgewählt worden. Weil ich so eine schöne klare Stimme habe und zudem so gut Gedichte auswendig rezitieren kann – die Pappkarte dient lediglich als Gedächtnisstütze –, darf ich heute dem berühmten Erzbischof von München und Freising, Joseph Ratzinger, einen kleinen Mehrzeiler vortragen. Gefeiert wird irgendein Schuljubiläum, ich habe nicht ganz verstanden, worum es geht.

Meine Eltern haben mir extra für den Anlass ein

neues Dirndl in Altrosa, mit einer blütenweißen Schürze, auf der sich kleine Rosen tummeln, nähen lassen, auf das ich sehr stolz bin. Was mir jetzt, wo es gleich losgehen soll, wirklich Sorgen bereitet, sind die Augen dieses Mannes, in die ich beim Vortragen schauen soll. Ich werde dabei sicherlich kein Wort über die Lippen bringen.

Mama drückt mir einen dicken Kuss auf die Stirn, die letzten Flötenklänge meiner Mitschüler aus der vierten Klasse verklingen … Dann stehe ich auch schon vor dem Bischof, seine Augen liegen tief in den Höhlen und mich gruselt vor ihren schwarzen Rändern. Ich muss plötzlich auf die Toilette und mein Herz wird ganz schwer vor Angst. Frau Meixner, meine Religionslehrerin, die mit mir auf die Bühne gekommen ist, stößt mir sanft in die Seite und ich beginne, stockend zu sprechen. Mit jeder Zeile werde ich sicherer und mutiger und so schaffe ich es, mein Gedicht mit glasklarer Stimme fehlerlos zu beenden. Applaus brandet auf, der Bischof zwinkert mir unmerklich zu und ich verlasse stolz und glücklich den Saal.

Draußen warten schon meine Eltern mit meiner kleinen Schwester Mimi und mit meiner gleichaltrigen Cousine Maria auf mich, die feixend auf mich zuläuft und mir ein freches »Angsthase, Pfeffernase!« entgegenschleudert.

»Ich hab genau gesehen, dass du dir am Anfang fast in die Hosen gemacht hast vor Angst!«, stichelt sie mir ins Ohr und ihre dicken Backen wackeln dabei vor Schadenfreude.

Ich sacke augenblicklich in mich zusammen und wende mich hilfesuchend zu meinen Eltern um, doch die haben sich bereits abgewandt, um meinen Klassenlehrer zu begrüßen.

Mit hängenden Armen stehe ich da und kämpfe mit den aufsteigenden Tränen. Meine robuste, dunkelhaarige Cousine wirft mir noch einen triumphierenden Blick zu, dann wackelt sie mit ihren Freundinnen davon.

Der freudige Stolz und das Gefühl von unbesiegbarer Stärke von eben sind verflogen und ich fühle mich wieder, wie fast immer, ängstlich und unsicher.

3

Seit ein paar Tagen bin ich nun schon in diesem schlaflosen Zustand. Jedes Mal, wenn ich abends zu Bett gehe, beginnt sich das Gedankenkarussell zu drehen. Mir ist zwar Gott sei Dank wieder eingefallen, wer ich bin, und ich erkenne mein Antlitz im Spiegel, doch hat sich etwas grundlegend geändert: Mir hat es seit jenem Vorfall im Bad sprichwörtlich den Boden unter den Füßen weggezogen. Die erlebte Welle der Panik hat mich an einen dunklen, angstbesetzten Ort mitgerissen, von dem ich mich nicht mehr wegbewegen kann. Eine unsichtbare Kraft hält mich hier fest und schickt eine Panikattacke nach der anderen durch meinen übermüdeten Körper.

Papst Benedikt beginnt, sich in seinem Amt und in einer neuen Lebenssituation einzurichten, während mir das Leben mehr und mehr entgleitet. In der Arbeit habe ich mich krankgemeldet – meine Hausärztin hat mich besorgt auf die allgemeinen Symptome eines klassischen Burn-outs hingewiesen und mich bis auf Weiteres krankgeschrieben. »Erholen Sie sich gut, Sie brauchen jetzt viel Ruhe!«

Wie soll ich das bewerkstelligen? Ruhe macht mir mit einem Mal Angst. Schlaf macht mir Angst. Ja, sogar meine Wohnung, die eigenen vier Wände, machen mir Angst. Alles ist auf den Kopf gestellt. Ich lebe nicht mehr – die Angst lebt mich.

Meine Scham darüber ist so groß, dass ich es in der Praxis nicht fertigbringe, mich meiner Ärztin anzuvertrauen. Und so schwanke ich durch die Straßen Münchens zurück nach Hause. Der Asphalt unter meinen Füßen ängstigt mich; ich habe das Vertrauen verloren, dass die Erde mich trägt. Ich starre in die Gesichter der Passanten, ich vergehe vor Panik und … ich habe keine Ahnung, weswegen.

4

»Die Bücher für dein Alter stehen da vorn im Regal. Weiter hinten kommt dann die Erwachsenenliteratur, aber da hast du noch nichts verloren!«

Die alte Dame mit den steifen Löckchen, die mich

an frisch geschlagene Sahne erinnern, sieht mich mit einem freundlichen Lächeln an und reicht mir dann über ihren Schreibtisch hinweg meinen nagelneuen Bibliotheksausweis. Ich nicke schüchtern und verziehe mich dann außer Sichtweite.

Das Regal für die Zehn- bis Zwölfjährigen lasse ich geflissentlich links liegen. Ein kurzer Blick hat genügt, um zu sehen, dass es da für mich nichts wirklich Interessantes zu entdecken gibt. Seit ich denken kann, lese ich, nein, »fresse« ich Bücher in mich hinein. Geschichten sind mein Lebenselixier, Buchstaben meine Freunde. Sie tun mir nichts und ich liebe sie. Bücher sind geduldig, sie hänseln mich nicht, ich kann sie weglegen, wenn sie mir nicht gefallen oder wenn es mich gruselt.

Ich bin fast elf Jahre alt. Ich habe auch echte Freundinnen aus Fleisch und Blut. Wir spielen viel miteinander, meist draußen an der frischen Luft, weil das meiner Mutter wichtig ist. Aber so wirklich wohl fühle ich mich eigentlich nur drinnen, in dem großen Korbsessel, der im Wohnzimmer steht – mit einem Buch vor der Nase. Das Draußensein ängstigt mich manchmal: die wilden Spiele meiner Kameraden und Hansi, der Nachbarsjunge, der mich immer wegen meiner Zahnlücke ärgert. Der große Hund vom Bauernhof gegenüber, die Kühe, die morgens an unserem Haus vorbei auf die Weide getrieben werden, der dunkle Zugang zum Keller, den man nur über eine steinerne Treppe neben der Garage erreichen kann, und die dicke graue Katze, von der niemand weiß, wem sie gehört, und die oft vor unserer Haustür in der Sonne liegt. Ich trau mich einfach nicht an ihr vorbei, wenn sie sich wohlig auf dem Fußabtreter räkelt. Meine Eltern finden das alles witzig und irgendwie süß.

Ich fühle mich einsam damit.

Die Sahnelocke hat sich wieder über ihre Karteikarten gebeugt. Ich schleiche vorsichtig hinüber zu dem Regal mit den religiösen und den naturwissenschaftlichen Büchern. In letzter Zeit habe ich viel über den Tod und das Sterben nachgedacht – mir macht das alles Angst und gleichzeitig übt es eine ungeheure Faszination auf mich aus. Warum das so ist, weiß ich nicht. Mich interessiert das einfach brennend: Werde ich ganz weg sein, wenn ich tot bin? Gibt es eine Seele? Was soll das eigentlich genau sein? Wie sieht sie aus?

Vielleicht hilft es ja, wenn ich mich selbst ein bisschen schlau mache. Denn wenn ich zum Beispiel meinen Vater danach frage, was er über den Tod weiß, dann verscheucht er mich mit einer schnellen Handbewegung: »Dafür bist du noch zu jung, du wirst noch lange nicht sterben! Geh raus zu den anderen, deine Schwester spielt auch schon im Hof!«

Und der Pfarrer in der Kirche, in die ich jeden Sonntag mit meiner Mama gehe, redet oft so geschwollen daher, dass ich überhaupt nichts verstehe. Aber ich glaube an Gott, das weiß ich ganz genau. Ich kann es fühlen, ungefähr da, wo mein Herz ist. Ich bin mir sicher, dass er genauso freundlich und ebenso steinalt ist wie Herr Schönhauser, unser Nachbar. Der lebt mit seiner dicken Frau in der Wohnung über uns. Wenn er mich auf dem Hof grüßt, dann zieht er immer seinen Hut vom Kopf; das mag ich sehr.

Ein weiterer Besucher hat die Bibliothek betreten. Jetzt oder nie! Schnell greife ich nach einem Buch über Krebserkrankungen und zu einem schmalen Band einer Autorin namens Elisabeth Kübler-Ross. Ich lasse die beiden Bücher in meinen kleinen mitgebrachten Jutebeutel fallen und schlendere dann gemächlich zu meinem mir zugeordneten Regal hinüber, um mich noch mit ein paar Bänden Hanni und Nanni einzudecken.

Die alte Frau lächelt gütig beim Abstempeln: »Na, da hast du ja was Schönes gefunden!« Die Griffe der Jutetasche brennen wie Feuer in meinen Händen. Zu Hause verstecke ich die geklauten Bücher unter dem Kopfkissen meines Bettes. Eigentlich habe ich nicht wirklich stibitzt, denn ich habe fest vor, die Bücher wieder zurückzubringen, nachdem ich sie gelesen habe.

Jeden Abend tauche ich nun, unter der Bettdecke mit einer Taschenlampe ausgerüstet, in eine gruselige Welt von Krankheit und Tod, während Mimi im gegenüberliegenden Bett selig vor sich hin träumt. Ich verstehe – wenn überhaupt – nur die Hälfte des Gelesenen, doch es reicht aus, um mich danach schlaflos zurückzulassen. Mit weit offenen Augen grüble ich in die Nacht hinein.

Meist halte ich es dann irgendwann vor lauter

Nachdenken nicht mehr aus und schleiche leise durch die dunkle Wohnung zum Schlafzimmer meiner Eltern. Mit klopfendem Herzen stehe ich vor dem Bett der beiden. Was soll ich ihnen denn nur sagen? Dass ich Angst davor habe, auch an einem Gehirntumor zu sterben wie die Menschen in dem Buch, das ich gelesen habe? Es stimmt, ich lauere schon seit Tagen auf die ersten Anzeichen. Oder dass ich so gerne wissen möchte, ob es einen Himmel gibt, in dem ich nach dem Tod sicher aufgehoben bin? Dass mir nichts passieren wird – niemals.

All diese Fragen kommen nicht über meine Lippen. Ich entschließe mich stattdessen für schlichte Monster, die unter meinem Bett lauern. Das ist wohl altersgerechter. Leider werde ich jedes Mal ungehalten von meiner Mutter, die von meinem permanent geflüsterten »Mami, Mami!« irgendwann brummig aufwacht, wieder zurückgeschickt, nachdem ich stotternd meine Geschichte von unheimlichen Schatten und seltsamen Wesen im Kinderzimmer zum Besten gegeben habe. Mein Vater wacht erst gar nicht auf.

Manchmal gehe ich nicht zurück ins Bett, sondern setze mich in die dunkle Küche an den Esstisch. Ich höre der Küchenuhr zu, wie sie sich leise durch die Nacht tickt, und bin verzweifelt. Wahrscheinlich bin ich einfach nicht normal; Mimi denkt sicher nie an solche Sachen. Sie ist ja auch viel kleiner als ich.

Geht es anderen Kindern auch so wie mir? Ich hab mich noch nie getraut, meine Freundinnen in der Schule danach zu fragen. Wie gerne würde ich mich jetzt zwischen meine Eltern kuscheln und alles vergessen, aber ich trau mich nicht noch einmal zurück ins Schlafzimmer.

Meine Füße werden kalt und ich fröstle in meinem Schlafanzug, also trotte ich dann doch irgendwann zurück ins Kinderzimmer. Es dämmert schon.

In den nächsten Nächten lese ich beide Bücher zu Ende. Dann stelle ich sie eines Tages in der Bibliothek verstohlen an ihren Platz zurück. Keiner hat etwas gemerkt.

5

Ich rauche wieder, nach nahezu zehn Jahren Abstinenz. Mein Leben ist nur noch in Zigarettenlängen messbar. Ich schlafe nun seit fast zwei Wochen nur noch höchstens eine Stunde pro Nacht. Den Rest sitze ich im Dunkeln am Küchentisch, um eine nach der anderen zu rauchen. Zwischen den einzelnen Zigaretten versinke ich in Panik. Ich sauge hektisch am Filter, die Lungen füllen sich mit Gift – es ist mir egal.

Meine Freunde machen sich mittlerweile riesige Sorgen um mich, aber ich kann ihnen nicht erklären, was mit mir geschieht. Ich weiß es ja selbst nicht. Die Angst hat mich bereits dermaßen im Griff, dass ich mich nicht mehr traue einzuschlafen. Und wenn es mir doch für wenige Minuten gelingt, dann schrecke ich gleich wieder hoch, weil eine neue Panikattacke unvorhergesehen mit tausend Volt durch meinen Körper jagt.

Ich bin zu Tode erschöpft.

6

Ich stehe vor meiner Klasse, das Herz schlägt mir bis zum Hals. Das Referat, das ich heute halten will, ist mir sehr wichtig. Ich möchte darüber sprechen, wie schlimm es ist, krank zu werden. Ich habe in der Bücherei ein Buch über sterbenskranke Kinder gefunden. Kinder, denen man nicht mehr helfen kann; Kinder, die in einem Hospiz auf ihren Tod warten. Einer der kleinen Jungen in dem Buch ist an Krebs gestorben, von ihm werde ich erzählen. An die Tafel male ich seinen Tumor, er wächst mitten in seiner Lunge.

Nach meinem Vortrag ist es totenstill im Raum, meine Deutschlehrerin ist leichenblass; ein paar Kinder weinen leise. Ich bin wahnsinnig stolz und krame meine Zettel zusammen. Zurück am Platz, zwickt mich mein Banknachbar in die Seite. »Wieso hast du denn so ein trauriges Thema genommen?«, flüstert er mir ins Ohr. Ich zucke mit den Achseln.

Nach der Stunde behält mich die Lehrerin noch für ein Gespräch im Klassenzimmer. »Dein Referat war sehr gut«, sagt sie, »aber findest du nicht, dass du ein bisschen das Thema verfehlt hast?« Sie lächelt mich freundlich an. Der Tumor ist längst von der Tafel gewischt.

»Ich weiß nicht«, stammle ich betreten.

»Soll ich mal mit deinen Eltern sprechen, dich beschäftigen anscheinend sehr wichtige Dinge?« Sie legt ihre Hand auf meine Schulter; sie fühlt sich an wie eine Feder.

»Die wissen schon Bescheid!«, lüge ich wie aus der Pistole geschossen und werde rot.

»Na, dann ist es ja gut. Du bekommst für dein Referat eine Zwei. Wenn du das nächste Mal noch ein passenderes, literarisches Thema findest, dann wird es eine glatte Eins werden.«

Sie stopft ihre Unterlagen in die große Lehrertasche und ich weiß, dass ich in die Pause entlassen bin.

Unter mir breitet sich das duftende Heu aus, das Referat von heute Morgen ist längst vergessen. In meinem Bauch kribbeln tausend kleine Blubberblasen. Meine Freundin Andrea ist bereits mit einem lauten Juchzer gesprungen und kämpft sich gerade durch die hohen Berge an den Rand der Scheune, wo johlend ein paar Nachbarskinder stehen. Hinter mir drängeln sich drei Jungs, die schon ungeduldig in den Startlöchern stehen, um nach mir zu springen.

Andreas Papa, dem der Bauernhof gehört, hat uns heute endlich erlaubt, im Heuschober zu spielen. Das Heu für den ganzen Winter ist eingefahren und füllt nun den Raum fast bis unters Dach – niemand kann sich hier verletzen. Ich trete ein paar Schritte zurück, um Anlauf zu nehmen. Klar habe ich Angst, wie sollte es auch anders sein, ich bin eben ein Angsthase. Aber die Vorfreude überwiegt. Ich weiß, was mich erwartet. Ich bin hier schon oft ins Heu gehüpft; Andrea ist meine beste Freundin.

Nur noch ein Schritt und schon segle ich mit aufgeblähtem Rock dem Heuberg entgegen. Ich gluckse laut vor Freude ... was für ein herrliches Gefühl! Das trockene Gras fängt mich mit seinen weich knisternden Armen auf. Von Weitem sehe ich Andrea, die mir ihre Anerkennung durch einen hochgestreckten Daumen signalisiert. Die Jungs kreischen Beifall und pfeifen durch die Zähne. Ich habe einen guten Sprung hingelegt. Mit hochroten Wangen und zerzaustem Haar geselle ich mich zu ihnen, um die nächsten Sprünge fachmännisch zu kommentieren. Mein Herz zerbirst fast vor Glück und Leichtigkeit.

7

»So geht das nicht mehr weiter, Susanne, du musst dir helfen lassen!« Dagmar sitzt mit besorgt gerunzelter Stirn an meinem Bett. Meine beste Freundin hat die Nacht hier verbracht und ist genauso gerädert wie ich. Seit drei Wochen ist Benedikt nun im Amt – seit drei Wochen lebe ich in Angst und Schrecken.

Letzte Nacht war es besonders schlimm. Die Panik schoss mir sekündlich die Wirbelsäule hinauf, um blitzartig an meiner Schädeldecke zu explodieren; alle paar Minuten war ich schweißgebadet. Dagmar lag neben mir im Bett, um meine Hand zu halten, doch sie nickte immer wieder ein. Ich blieb in der Dunkelheit allein zurück.

Für Dagmar ist mein Zustand ein absolutes Rätsel, kannte sie mich doch bisher als resolute Frau, die mit beiden Beinen fest verwurzelt im Leben steht. Sie kann ihre geliebte Freundin mit dem Häufchen Elend, das ich jetzt bin, nicht in Verbindung bringen.

Nachdem ich sie in der vergangenen Nacht zum wiederholten Male wach gerüttelt habe, nur um ihr immer wieder mantraartig meine Panik zu schildern, ruft sie in der Morgendämmerung kurz entschlossen den Notarzt. Die ersten Sonnenstrahlen schimmern bereits durch die Ritzen des heruntergelassenen Rollos, als der junge Arzt an meinem Fußende eine Spritze mit Valium aufzieht. »Damit werden Sie jetzt gute zwölf Stunden durchschlafen. Danach sind Sie wie neugeboren, das garantiere ich Ihnen! Sie sollten auch unbedingt was essen, Sie sind ja nur noch Haut und Knochen! Doch jetzt schicke ich Sie erst einmal ins Land der Träume.«

Mein Bewusstsein gleitet weg. Aber nach exakt dreißig Minuten bin ich wieder hellwach; eine erneute Attacke hat mich aus dem Schlaf gerissen. Dagmar ist gerade dabei, sich anzuziehen. Als sie sieht, dass ich schon wieder wach bin, setzt sie sich zu mir auf die Bettkante und nimmt meine Hand. Die Verzweiflung in ihrem Gesicht spiegelt mein Innerstes wider.

»Du musst in eine Klinik, meine Süße, ich weiß nicht, wer dir sonst noch helfen kann!«

Jetzt ist endlich das ausgesprochen, was ich insgeheim schon lange befürchte: Mich kann nur noch die Klapse retten, sonst gehe ich vor die Hunde oder ich bringe mich vielleicht sogar selbst noch um! Eine weitere Angstwelle erfasst meinen Körper und erschüttert mich in meinen Grundfesten, doch erstmals seit Wochen ist es eine reale, greifbare Angst, die Angst vor einem endgültigen Absturz in die Welt der Verrückten und Außenseiter … oder in den Suizid.

8

Gestern, mitten in der Nacht, ist Herr Schönhauser gestorben. Ich lag schon lange schlafend im Bett, als es in der Wohnung über mir laut rumpelte; davon bin ich aufgewacht. Gleich darauf kam die dicke Frau Schönhauser schreiend in den Hof gerannt. Sie fror sicherlich in ihrem dünnen, hellblauen Nachthemd. Meine Eltern kamen, um sie zu beruhigen, dann ging meine Mutter mit ihr hoch, um nach Herrn Schönhauser zu sehen. Er ist auf dem Weg zum Klo einfach tot umgefallen, erzählt sie uns allen am nächsten Tag beim Frühstück.

Für mich ist sein Tod sehr schlimm. Das bleibt mein

Geheimnis. Es ist ein bisschen, als wäre Gott gestorben. Manchmal, wenn ich abends im Bett zu müde gewesen bin, um mein Gebet zum Himmel zu schicken, richtete ich es einfach eine Etage höher hinauf an den alten Herrn Schönhauser. Ich stellte mir dann vor, wie er in seinem Fernsehsessel saß und seine Frau bat, den Ton leiser zu stellen. »Wart mal, Anni, die Susi von unten betet gerade, ich möchte wissen, wie es ihr geht.« Dann machte er mit seiner Hand immer so eine Art Trichter ums Ohr, um mich besser verstehen zu können, und legte seine Stirn in Falten, weil das, was ich zu sagen hatte, auch sehr wichtig für ihn war.

Eine Woche nach Herrn Schönhausers Tod nehme ich mir ein Herz und frage sonntags in der Kirche den lieben Gott ganz direkt, warum er mir seinen Stellvertreter auf Erden genommen hat. Ich flüstere dabei, damit mich meine Schwester, die neben mir sitzt, nicht hören kann. Ich warte die ganze Zeit, bis der Pfarrer seinen Schlusssegen gibt, aber ER gibt mir keine Antwort. Als ich hinter all den anderen Kirchenbesuchern hinaus in die Sonne trete, weiß ich, dass Gott mich im Stich gelassen hat.

9

Es ist Mitte Mai, der Sommer ist bereits in die Stadt eingezogen, doch in mir herrscht immer noch Eiseskälte. In den letzten Wochen habe ich sicher mehr als zehn Kilo abgenommen. Die Angst hat mich mittlerweile dermaßen in ihren Klauen, dass ich nun auch körperlich nur noch ein Schatten meines früheren Selbst bin.

Ich kann nicht mehr einkaufen gehen – meine Nachbarin erledigt das für mich. Jeder Handgriff kostet mich unendliche Kraft, meine Wohnung verwahrlost mit jedem Tag mehr. Selbst die kürzesten Wege, zum Briefkasten oder zu den Mülltonnen, sind mit einer ungeheuren Kraftanstrengung verbunden – und mit wahnsinnig viel Mut, denn ich vergehe buchstäblich vor Angst. Jedes Mal, wenn ich nach draußen gehe, habe ich das Gefühl, zentimetertief im Asphalt zu versinken; ich bewege mich nur noch in Zeitlupe vorwärts. An all meinen Gliedern hängen Bleigewichte, die mich immer noch weiter nach unten ziehen wollen.

Die ganze Welt um mich herum ist unwirklich geworden, ich gehöre nicht mehr dazu. Es fühlt sich an, als wäre mir die Realität abhandengekommen. Ich schwebe in einem Kokon aus Angst, meilenweit von der Erde entfernt, und meine lautlosen Schreie verhallen ungehört in den Weiten des Alls.

Meine Freunde, meine Familie, sie alle leben ihre kleinen, aber glücklichen Leben weiter, wohingegen das meine vor ein paar Wochen ohne Vorwarnung einen Vollstopp hingelegt hat. Mit jedem Tag schwindet das Mitgefühl meiner Nächsten. Sie sorgen sich um mich, klar, aber sie verlieren auch allmählich die Geduld mit mir.

»Das kann doch nicht wahr sein, Susi, reiß dich

doch endlich zusammen!«, sagt mein Vater mit strenger Stimme ins Telefon hinein, dabei kann ich nicht einmal mehr angstfrei den Hörer halten. »Mach Sport, geh laufen«, redet er immer weiter. »Das ist alles lediglich eine Frage von Disziplin!«

Ich lege auf.

Trotz – und vor allem auch wegen – dieser unglaublichen Angst, die sich mehr und mehr in jede Zelle meines Daseins frisst, habe ich in letzter Zeit immer wieder versucht, Hilfe zu bekommen. Der nette Herr in der psychiatrischen Ambulanz schickte mich mit den Worten »Ihnen geht es noch nicht schlecht genug!« wieder nach Hause. »Suchen Sie sich einen Verhaltenstherapeuten. Ich kann Ihnen nicht guten Gewissens raten, sich bei uns behandeln zu lassen.«

Durch die Glasscheibe seiner Bürotür konnte ich eine unförmige junge Frau dabei beobachten, wie sie mit starrem Blick an einem grauen Resopaltisch saß. Ihr Oberkörper bewegte sich in stetem Rhythmus vor und zurück, die Arme fest vor den großen Brüsten verschränkt. Hier wollte ich eh nicht bleiben. Ich schöpfte Hoffnung: Ein Verhaltenstherapeut kann helfen! So weit unten wie dieses wackelnde Häufchen Elend da draußen bin ich noch lange nicht. Für ein paar Minuten war ich tatsächlich angstfrei.

Eine Verhaltenstherapeutin kannte ich, dem Himmel sei Dank, noch von früher, denn auf die Schnelle wäre sonst kein Termin zu bekommen gewesen – die Wartezeit für einen Therapieplatz beträgt in der Regel bis zu sechs Wochen. Mit Mitte zwanzig hatte ich schon einmal eine Zeit, in der Angst und Depression mein Leben bestimmt haben. Im Gegensatz zu heute konnte ich damals, dank ihrer professionellen Hilfe, meinen Alltag relativ normal bewältigen. Nun betrat eine von Angst zermürbte Frau ihre Praxis und sie erschrak sichtlich.

Ein paar wenige Stunden arbeitete sie mit mir, dann brach sie mit einer für mich niederschmetternden Begründung plötzlich die Behandlung ab: »Ganz ehrlich, Frau Seethaler, ich sehe keine wirkliche Heilungschance bei Ihnen, es tut mir leid.«

Worte, die sich bis zum jetzigen Tag – lange nach meiner Genesung – schmerzhaft in mein Herz gebrannt haben. Dies kam für mich damals einem Todesurteil gleich, stand ich doch eh schon sehr nahe am Abgrund. Und noch heute denke ich manchmal voller Wut und Fassungslosigkeit darüber nach, ob ich sie wegen »unterlassener Hilfeleistung« vor Gericht zerren soll.

10

»Susi, jetzt bist du dran.« Die Sprechstundenhilfe lächelt mich freundlich an; ich bin aufgeregt. Meine Mutter steht von ihrem Stuhl auf, zieht ihren Rock glatt und schickt sich an, der jungen, ganz in Weiß gekleideten Frau zu folgen. »Komm!«

Ich zögere ein bisschen, am liebsten würde ich allein zum Doktor reingehen, weil ich ihm mein Geheimnis anvertrauen möchte. Aber ich nehme an, dass elfjährige Mädchen nicht allein ins Arztzimmer dürfen. Zum Fragen bin ich zu schüchtern. Also trotte ich hinter den beiden den Gang entlang. »Frau Seethaler und ihre Tochter, Herr Doktor!« Die Türe schließt sich hinter uns und Mama und ich nehmen Platz.

»Susi schläft schon seit Wochen nicht mehr wirklich gut«, fällt meine Mutter gleich mit der Tür ins Haus. Ich schäme mich augenblicklich. »Sie kommt in letzter Zeit nachts oft zu uns ins Schlafzimmer und redet wirres Zeug über Monster und Geister. Langsam mache ich mir Sorgen!«

Der Arzt schaut mich über seine randlose Brille hinweg prüfend an. »Was ist denn los mit dir, Susi?«, fragt er mich mit ruhiger Stimme und schreibt gleichzeitig etwas auf einen kleinen Block. Ich schweige verlegen. Ach, wie gerne würde ich mich ihm jetzt anvertrauen und ihm von meiner Angst erzählen. Aber vor Mami traue ich mich nicht, ich habe Sorge, dass sie mich auslacht.

»Du weißt doch, dass es keine Monster gibt, du bist doch schon ein großes Mädel!«, sagt er mit einem leisen Lächeln.

»Vielleicht hat sie Probleme in der Schule, Frau Seethaler«, wendet er sich im gleichen Atemzug an meine Mutter. »Ich werde ihr ein bisschen Baldrian verschreiben, jeden Abend zwanzig Tropfen, das dürfte genügen.«

Die beiden tun so, als wäre ich gar nicht vorhanden.

Ich schaue aus dem Fenster, der Tag ist wolkenverhangen.

Ich habe Angst, an einem Gehirntumor zu sterben, schreie ich innerlich, oder an einer anderen schrecklichen Krankheit. Ich habe überhaupt furchtbare Angst vor dem Sterben!

Meine Mama nimmt das Baldrian-Rezept aus der Hand des Doktors und bedankt sich. Ich stehe auf; meine Strumpfhose klebt am Po. Ich habe gar nicht gemerkt, dass ich vor lauter Aufregung schwitze.

»Das wird bald wieder, Susi«, sagt er augenzwinkernd und öffnet uns beiden galant die Türe. »Auf Wiedersehen, Frau Seethaler. Machen Sie sich bitte keine Sorgen. Auf Wiedersehen, Kleine.«

Ich bin schon längst nicht mehr klein, ich bin ein »großes Mädel«! Ein großes Mädchen, das eine Zentnerlast auf ihrem Herzen mit sich herumträgt.

Ich habe die ganze Zeit über kein Wort gesagt.

11

»Wie lange sind Sie schon in diesem Zustand?« Die Frau am Telefon klingt geschäftsmäßig und irgendwie unbeteiligt. Mir sinkt der Mut.

»Seit etwa einem Monat; es verschlimmert sich mit jedem Tag«, höre ich mich antworten. Meine Stimme kommt mir so fremd vor. »Sie müssen mich aufnehmen, ich weiß nicht mehr weiter!«, presse ich noch heraus, dann fange ich an zu weinen.

»Sind Sie suizidgefährdet?« Ihre Worte lassen mich zusammenfahren.

Dies ist die dritte oder vierte Klinik, bei der ich anrufe. Sie alle haben mir im Laufe des Gesprächs die gleiche Frage gestellt.

»Ich weiß es nicht«, hauche ich verzagt in den Hörer. »Haben Sie eine geschlossene Abteilung?«, versuche ich eine Gegenfrage, denn ich will auf gar keinen Fall eingesperrt werden, falls ich doch versucht bin, mich umzubringen.

»Ich habe manchmal Angst, mich umzubringen, aber wollen tu ich's nicht!« Jetzt ist es heraus. Die Dame am anderen Ende der Leitung lacht mütterlich, und erstmals seit Wochen stimme ich mit ein. »Wir haben keine geschlossene Abteilung und Sie werden auch nirgendwo eingesperrt. Allerdings müssen sich die diensthabenden Ärzte erst noch besprechen, ob wir Sie aufnehmen können. Ich kann Ihnen in ein paar Stunden Rückmeldung geben.«

»Ich weiß nicht, ob ich noch so lange durchhalte!« Mit einem Mal habe ich das Gefühl, keinen Atemzug länger mehr allein mit dieser namenlosen Angst sein zu können. Alle anderen Kliniken in München hätten mich sofort aufgenommen, allerdings immer mit dem Schrecken der »Geschlossenen« in Aussicht. Wenigstens die erste Nacht hätte ich in jeder dieser Einrichtungen unter Beobachtung »eingesperrt« verbringen müssen – eine Horrorvorstellung!

»Sie schaffen das!«, sagt die fremde Stimme eindringlich, dann ertönt nur noch das Freizeichen und ich breche unter einem Gefühlschaos von Erleichterung, Scham und unendlicher Angst schluchzend zusammen.

Ich habe mich soeben selbst in die Klapse eingewiesen. Einen tieferen Fall kann ich mir nicht vorstellen.

12

Ich habe begonnen, mir kleine Tricks auszudenken, um die Angst in Schach zu halten. Jetzt, wo Herr Schönhauser vermutlich im Himmel ist – irgendwo muss er ja sein! – und nicht mehr in seiner Wohnung über meinem Kinderzimmer, mache ich kleine Deals mit ihm aus. Er kann mich auch eine weitere »Etage« höher hören, da bin ich mir sicher. An den lieben Gott glaube ich nicht mehr, der ist für mich gestorben. Er hat mir nie eine Antwort gegeben.

Jeden Abend vor dem Schlafengehen zähle ich in der Küche zwanzig Tropfen Baldrian in ein altes Senfglas und vermische sie mit lauwarmem Wasser. Die Flüssigkeit ist eklig braun und brennt bitter in meinem Hals. Aber das Abzählen der kleinen Tröpfchen tröstet mich und ich bilde mir ein, dass die Medizin mich nachts von innen heraus beschützt – bald kann ich ohne dieses kleine Ritual nicht mehr ins Bett gehen, geschweige denn einschlafen. Meine

Mama findet das lustig und zieht mich damit auf; sie bestellt eine extragroße Flasche Baldrian in der Apotheke.

Herr Schönhauser rät mir, mir noch mehr »Schutzzauber« einfallen zu lassen. Bald habe ich viele heimliche Rituale, die mich durch den ganzen Tag begleiten. So versuche ich zum Beispiel, morgens immer zur gleichen Zeit aufs Klo zu gehen. Schaffe ich das nicht, habe ich Angst, dass mir tagsüber etwas Schlimmes passieren wird.

Ich meide in der Schule die Ritzen zwischen den Marmorplatten, mit denen die Gänge ausgelegt sind, und ich baue mir zu Hause aus alten Pappkartons eine provisorische Burg, die ich beim Zubettgehen sorgfältig um mein Bett drapiere. Dabei darf ich keinen Fehler begehen: Jeden Abend muss die Burg gleich aussehen, sonst finden die Albträume ihren Weg zu mir. Außerdem gehe ich jetzt grundsätzlich immer vor halb neun ins Bett – sehr zur Freude meiner Eltern. Sie wissen nicht, dass beim Überschreiten dieser magischen Uhrzeit großes Unglück über mich hereinbrechen kann: Ich könnte krank werden oder sterben.

In den Sommerferien, wenn es draußen lange hell ist, spielen die Nachbarskinder bis es dunkel wird im Hof. Sie hüpfen vor meinem Fenster auf und ab und rufen: »Die Susi hat 'nen Knall, die Susi hat 'nen Knall.« Oder sie singen lauthals das Lied vom Sandmann; meine kleine Schwester ist mitten unter ihnen. Ich wäre auch so gerne normal!

Die Abenddämmerung schimmert durch einen Vorhangspalt und ich ziehe mir voller Scham die Decke über den Kopf. Ich fühle mich so einsam.

13

Mittlerweile wird es schon langsam dunkel. Was besprechen die nur so lange? Mein Koffer ist gepackt, ich habe einfach wahllos Sachen hineingestopft. Was braucht man in der Psychiatrie? Keine Ahnung! Dagmar ist informiert, sie hat mir am Telefon Mut zugesprochen. Ich schlottere regelrecht vor Angst. Meine Eltern wissen auch Bescheid.

»Du spinnst, Susi, das hättest du auch allein gepackt!«, sagte meine Mutter.

Hätte ich nicht!

»Aber du hattest ja schon immer einen Hang zum Drama und zum Geschichtenerzählen, wir mussten dir als Kind schon jeden Abend Baldrian verabreichen!«

Noch immer weiß ich nicht, ob sie mich dort überhaupt aufnehmen. Ich sitze im Mantel in der Küche und sauge an der x-ten Zigarette. Ich kann sie kaum halten, so sehr zittern mir die Hände. Mein Revers ziert eine übergroße rosa Blume aus weichem Samt – eine Brosche, ein Überbleibsel aus jenen fernen Tagen, an denen die Welt für mich noch bunt und lebendig gewesen ist.

14

Mein Pferd heißt Lola, ich reite auf ihm wie der Wind; es ist himmelblau und hat drei Gänge. An seine Lenkstange habe ich mir ein Seil gebunden, das sind die Zügel. Ich bin eine mutige Reiterin! Lola und ich sind ein eingeschworenes Team, ich fahre mit ihr über Stock und Stein, kilometerweit über Feldwege und Trampelpfade. Und dabei stelle ich mir vor, dass mein blaues Fahrrad ein weißer Schimmel ist, mit großen, sanften Augen und einer herrlichen Mähne, in die ich mein Gesicht stecken kann, wenn ich mich über ihren Hals hinweg nur weit genug nach vorn beuge.

»Du brichst dir noch alle Knochen, wenn du immer so schnell fährst«, schimpft mich meine Mutter. »Ich verstehe das nicht, du bist doch sonst so ängstlich, aber beim Fahrradfahren halten dich keine zehn Pferde!«

Ich zwinkere meiner Lola zu. Seit ich sie habe, sitze ich nicht mehr so oft drinnen und vergrabe mich zwischen meinen Buchseiten. Mit Lola zusammen bin ich stark und schnell. Ich glaube, Mama versteht das nicht.

Ich sorge gerne für Lola, ich putze sie und kehre immer den Platz in der Garage dort, wo sie steht. Meine Freundin aus dem Nachbarhaus findet Lola auch toll. Wir reiten manchmal zusammen aus, jede mit einem Seil am Lenker.

Lola gehört nicht zu meinen Ritualen, mit ihr fühle ich mich frei und leicht, ganz ohne Angst. Die lauert dann wieder abends in meinem Kinderzimmer im Bett auf mich – oder wartet versteckt in der Bibliothek zwischen all den verbotenen Buchseiten, denn ich lese mich noch immer heimlich durch Bücher, die mich laut der Sahnelocke überhaupt nichts angehen.

15

Das Telefon klingelt. Die Erlösung, ich darf kommen.

»Nehmen Sie sich ein Taxi«, sagt die freundliche Dame am anderen Ende der Leitung.

Was sonst! Ich kann doch schon seit Wochen nicht mehr mit den öffentlichen Verkehrsmitteln fahren. Ich zittere wie Espenlaub, kann den Koffer kaum die Treppen runter vor die Haustür tragen. Auf was habe ich mich nur eingelassen? Was wird auf mich zukommen? Werden die mir dort überhaupt helfen können? Komme ich jemals wieder nach Hause – ganz und gar gesund?

Mein Mund ist so trocken, dass mich der Taxifahrer dreimal nach dem Ziel fragen muss, dann schaut er mich erstaunt an. Ich nehme an, dass er nicht jeden Tag jemanden in die Psychiatrie fährt. Mein Koffer und die Uhrzeit signalisieren ihm wohl eindeutig, dass ich dorthin nicht als Besucherin will.

Die Fahrt verläuft schweigend, ihm fällt kein Small Talk ein – und ich bin eh schon seit langer Zeit jenseits jeglicher Kommunikation, mit mir kann man sich nur noch über meine Panik unterhalten.

Ich bin zum Zombie mutiert.

Die Kliniktüren über der kleinen Freitreppe stehen weit offen, das wundert mich, schließlich leben hier doch lauter Verrückte. Das kastenförmige, gelb getünchte Haus sieht eigentlich ganz hübsch aus, eher wie eine Jugendstilvilla, nicht wie ein Krankenhaus. Sehr viel kann ich im Dämmerlicht allerdings nicht erkennen. Die Klinik steht mitten im Wald, abgeschirmt vor neugierigen Blicken und weit weg vom »normalen« gesellschaftlichen Leben. Irre unter sich, weit und breit nur Bäume und schnurgerade Waldwege. Es wird einige Zeit dauern, bis ich darauf einigermaßen angstfrei spazieren gehen kann, aber das weiß ich jetzt noch nicht.

Mein Taxifahrer hievt das Gepäck aus dem Kofferraum, ich sehe ihm an, dass er so schnell wie möglich wieder wegwill. Bleib noch ein bisschen, denke ich panisch. Ich würde mich am liebsten an ihn klammern. Wann werde ich wieder einen »normalen« Menschen wie ihn zu Gesicht bekommen?

Gerade als ich ihm das Geld für die Fahrt in die Hand drücke, fliegt durch die offenen Türen eine weiße Kaffeetasse um Haaresbreite an mir vorbei und zerschellt auf dem Asphalt. Wildes Gezeter setzt im Inneren des Hauses ein und mein Taxifahrer springt mit einem Satz ins Auto.

»Also, viel Glück dann!«, kann ich ihn noch hören, dann braust er davon.

Herzlich willkommen im Irrenhaus, Susanne, schießt es mir durch den Kopf.

Verzagt und mit einem tonnenschweren Herzen erklimme ich die wenigen Stufen zu meinem neuen Zuhause auf unbestimmte Zeit.

16

»Die Wahl zum Klassensprecher ist ganz eindeutig ausgefallen.« Fräulein Hausner lächelt freudig in unsere neugierigen Gesichter. »Es ist Christian, herzlichen Glückwunsch!«

Das war natürlich klar, dass der frechste und stärkste Junge der Klasse das Rennen machen würde, und dabei ist er noch nicht mal klug, finde ich – er hat halt ein loses Mundwerk. Und natürlich habe ich Angst vor ihm, in der Pause mache ich immer einen weiten Bogen um ihn, aber er beachtet mich eh nie.

Ich habe ihn nicht gewählt, sondern hab meine Stimme meiner besten Freundin Andrea gegeben. Sie wird sicher Christians Stellvertreterin werden. Träumerisch schaue ich aus dem Fenster auf den herbstlichen Pausenhof hinaus. Ich sitze ganz hinten im Klassenzimmer neben Alfons, dem Loser. Andrea und ich dürfen nicht zusammen sitzen, weil wir so viel quasseln. Also blieb für mich nur noch der Alfons, der mit dem voll peinlichen Vornamen. Außerdem riecht er komisch, aber zu mir ist er eigentlich ganz nett. Sonst wollte niemand neben mir sitzen.

»Der Überraschungssieg geht heute an unsere Susi!« Ich schrecke hoch. Was ist los? Hab ich mich verhört?

Doch da hat mich die Lehrerin schon nach vorn gerufen, damit ich mich neben Christian stellen kann. Ich bin seine Stellvertreterin geworden. Ich kann es nicht fassen. Einige in der Klasse buhen leise, doch die meisten klatschen. Ich spüre, wie ich rot werde, und trete verlegen von einem Fuß auf den anderen. Christian funkelt mich von der Seite angriffslustig an; er ist mit meiner Wahl wohl nicht so glücklich, aber das ist mir im Moment egal. Andrea strahlt mich aus der vierten Reihe an und ich winke ihr zu. Ich und Klassensprecherin, wer hätte das gedacht!

Nach der Stunde bittet mich Fräulein Hausner noch zu sich nach vorn an den Pult. »Gratuliere, Susi«, sagt sie und schüttelt mir feierlich die Hand. »Ich freue mich sehr für dich. Weißt du, warum du das Rennen gemacht hast?«

Ich schüttle den Kopf.

»Nun, ich nehme an, dass deine Klassenkameraden gespürt haben, dass du immer versuchst, ehrlich und mitfühlend mit den anderen zu sein. So etwas zahlt sich irgendwann eben aus. Wenn du jetzt noch versuchst, weniger ängstlich durchs Leben zu gehen, dann werden dir in Zukunft viele Türen offen stehen. Es gibt überhaupt keinen Grund, so zaghaft zu sein, du bist ein tolles Mädchen!«

Ich schwebe förmlich zum Klassenzimmer hinaus, wo auf dem Gang schon Andrea auf mich wartet. Sie klopft mir liebevoll auf die Schulter.

»Hast du heute wieder eine Gelbwurstsemmel dabei?« Ich nicke.

»Wollen wir tauschen?«, fragt sie lachend.

»Klar!«, sage ich glücklich, dann laufen wir Hand in Hand hinaus auf den Schulhof.

17

In der Eingangshalle stehen sich zwei alte, abgewetzte Ledersofas gegenüber. Auf dem einen thront eine grotesk dicke Frau mit kurz geschnittenen, schwarzen Haaren und einem winzigen Schmuckstecker in der Nase. Ihre Augen sind geschlossen. Schläft sie etwa? Bei dem Lärm!

Direkt neben ihr streiten sich zwei junge Mädchen – ich erkenne die Stimmen des Gezeters von vorhin wieder – und funkeln sich dabei wütend an. Die eine ist dünn und drahtig, sie tänzelt von einem Bein auf das andere, als hätte sie zu viel überschüssige Energie in ihrem schmächtigen Leib. Ihre blauen Augen leuchten wie zwei Scheinwerfer in dem dämmrigen Licht des Raumes. Die andere wirkt eher ätherisch und entrückt auf mich, obwohl sie eben wieder die Stimme erhebt, um ihr Gegenüber schrill zurechtzuweisen. Auf ihren Armen leuchten viele kleine rote, längliche Narben, die mich an die Strichcodes erinnern, die man heutzutage auf jeder Verpackung im Supermarkt findet.

Ich schaue mich ängstlich um, erwartet mich denn keiner? Ich sehe keinen Arzt, nirgendwo einen weißen Kittel, an dem ich mich festhalten kann, nur diese drei Verrückten.

Mit einem Mal steht die Drahtige direkt vor mir, ihre Scheinwerferaugen scheinen mich zu durchbohren. Auf ihrem Nasenrücken tanzen winzige Sommersprossen. »Bist du neu hier?«

Hoffentlich tut sie mir nichts.

»Ja.«

Noch nie ist mir dieses Wort so schwer über die Lippen gekommen wie in diesem Moment.

Ja, ich bin die Neue. Und ja, ich bin jetzt auch ganz unten angelangt, wie ihr alle hier! Mir wird bei dieser Erkenntnis ganz flau im Magen. Da packt mich Miss Scheinwerfer am Arm und zieht mich freudig in einen langen Gang hinein, der von der Halle wegführt. Der Streit scheint urplötzlich vergessen. Das ätherische Mädchen schaut uns geistesabwesend nach. Der Dicken sinkt der Kopf auf die Brust.

»Ich bring dich zur Anmeldung, die ist da hinten. Wie heißt du denn? Ich heiße Tina!«, sprudelt es aus dem Mädchen heraus. »Gehst du gerne Laufen, machst du Sport? Ich laufe für mein Leben gern!« Na, das erklärt wenigstens ihre drahtige Figur.

Ich bin früher auch gerne joggen gegangen, aber das ist eine Ewigkeit, ein ganzes gefühltes Leben her.

»Ich darf nicht allein in den Wald, drum suche ich immer nach Begleitung, aber der lahme Haufen hier ist bis unter die Dachgaube mit Medikamenten vollgepumpt. Die sitzen alle auf ihren faulen Hintern rum und rauchen eine nach der anderen«, plappert sie ohne Punkt und Komma weiter, bis wir vor einer Türe mit der Aufschrift »Anmeldung« angekommen sind. Bei dem Wort »Medikamente« ist mir noch schlechter geworden und ich habe das Gefühl, dass mir gleich die Beine wegknicken. Tina bemerkt davon nichts.

Irgendwie scheint es, als ob die »Kranken« hier vollkommen auf sich gestellt sind, noch immer sind weit und breit kein Arzt und keine Schwester in Sicht. Hoffentlich wartet hinter dieser Türe wenigstens jemand halbwegs Kompetentes auf mich, sonst mache ich auf dem Absatz kehrt, das schwöre ich! Überhaupt sieht diese Klinik auch von innen ganz und gar nicht nach einem Krankenhaus im herkömmlichen Sinne aus – schon eher wie ein Landschulheim für gestrandete Existenzen. Mein Herz, das sich seit Betreten des Gebäudes kontinuierlich auf Talfahrt begeben hat, sinkt weiter Richtung Hose.

Tina hebt die Hand und klopft. Mit einem Mal ist sie ganz still geworden und als die Türe von innen geöffnet wird, murmelt sie kurz eine Entschuldigung und verschwindet.

18

Zu Weihnachten hab ich mir heuer einen Plüschaffen gewünscht. Ich weiß, dass ich dafür ein bisschen zu alt bin, aber ich habe mich sofort in ihn verliebt. Ich hab ihn auf den Spielzeugseiten in Mamas dickem Katalog gefunden, den sie sich immer mit der Post ins Haus kommen lässt. Er ist ziemlich groß, fast so wie ein Baby, und hat statt des Fells einen geringelten Pullover und eine rote Hose an – beides auch aus Plüsch. Ich wünsche ihn mir so sehr, dass ich sein Bild aus dem Katalog ausgeschnitten habe, um es auf meinen Wunschzettel zu kleben.

An Heiligabend halte ich es vor Spannung kaum aus und knabbere nur lustlos an den Wiener Würstchen herum, die es jedes Jahr vor der Bescherung bei uns gibt. Eigentlich mag ich sie sehr gerne, aber heute möchte ich nur wissen, ob der Affe unter dem Baum sitzt. Als endlich das kleine Glöckchen erklingt – mein Vater ist kurz zuvor unter einer fadenscheinigen Ausrede vom Tisch verschwunden –, bin ich nicht mehr zu halten. Ich stürze ins Wohnzimmer und renne dabei fast meine kleine Schwester um, die auch als Erste bei ihren Geschenken sein will.

Zunächst sehe ich nur den festlich geschmückten Baum mit seinen Lichtern und Kugeln – darunter sind viele bunte Päckchen aufgebaut. Einen Affen kann ich nicht entdecken. Ich fühle Tränen der Enttäuschung aufsteigen. Doch dann sehe ich ihn baumeln; er hängt mit einem Arm am Griff der Kommode neben dem

Christbaum und lächelt mich aus braunen Augen an. Ich nehme ihn behutsam in meine Arme und drücke ihm einen Kuss auf den weichen Bauch. Ich liebe ihn vom ersten Augenblick an und es ist mir vollkommen egal, ob ich zu alt für ihn bin.

Buff, so nenne ich ihn, wird mein bester Freund. Ich erzähle ihm all meine Sorgen und Nöte; er hört mir immer zu. Buff ist sehr weise und hat ein offenes Herz für alles, was mich bewegt. Er antwortet mir auch und unterhält sich mit mir, aber das bleibt unser beider Geheimnis. Nachts lege ich meinen Kopf auf seinen geringelten Bauch und lausche auf das leise Knistern der Watte in seinem Inneren, wenn ich nicht einschlafen kann. Es hört sich ein bisschen an wie echtes Herzklopfen.

Er wird mich niemals im Stich lassen, das weiß ich ganz genau.

19

Behutsam hebe ich Buff aus dem Koffer, wie alt und dünn mein geliebter Freund doch geworden ist. Ich kann mich nicht daran erinnern, dass ich ihn vorhin eingepackt habe, doch jetzt bin ich froh, dass er da ist. In der letzten Zeit fristete er ein eher vergessenes Dasein in meiner Wohnung. Nicht einmal er konnte mich noch trösten und mir in meiner Angst beistehen.

Mittlerweile ist es ganz schön spät geworden, die

Aufnahmeprozedur hat lange gedauert. Die diensthabende Ärztin ist sehr nett gewesen. Jetzt bin ich in meinem Zimmer im ersten Stock; ich fühle mich unglaublich verlassen. Das Bett an der gegenüberliegenden Wand ist nicht belegt. In der Mitte des Raumes steht ein großer Tisch mit zwei Stühlen. Zwei Kleiderschränke stehen nebeneinander direkt neben der Türe und gegenüber dem einzigen Fenster, vor dem jetzt nachtschwarze Dunkelheit herrscht. Ich zittere, mir ist kalt – von innen heraus. Ich schlüpfe in meinen Schlafanzug und dann unter die Bettdecke. Ich merke, dass das Laken unter mir über einen Gummischonbezug gespannt ist, und mich ekelt. Es fühlt sich so rutschig an. Die nächste Panikwelle ergreift meinen Körper und mein Denken. Ich könnte lauthals schreien vor Angst. Stattdessen vergrabe ich mein Gesicht in Buffs Bauch.

»Bitte, lieber Gott, bitte alle guten Geister und Engel im Himmel, helft mir!«, bete ich stumm und verzweifelt, obwohl mich doch schon seit Langem mein Glaube verlassen hat. Doch ich bin mir nicht sicher, ob ich das alles hier ohne den Beistand von oben überhaupt überstehen kann.

»Bitte vergesst mich nicht!«, schluchze ich tränenerstickt, dann falle ich in einen unruhigen Schlaf, aus dem ich alle paar Minuten hochschrecke, um mich erneut in Angst und Panik zu verlieren.

Am nächsten Morgen wecken mich Gitarrenklänge. Ich bin klitschnass geschwitzt, ich habe wohl keine Stunde am Stück in der vergangenen Nacht geschlafen. Die Türklinke bewegt sich und Tina schiebt ihren Kopf ins Zimmer. »Guten Morgen! Aufstehen!«, sagt sie gut gelaunt, dann kommt sie mit der Gitarre in der Hand zu meinem Bett und spielt eine leise Melodie, die ich nirgendwo zuordnen kann. Dazu singt sie erstaunlich gut.

»Jetzt muss ich los und die anderen wecken. Wir sehen uns beim Frühstück. Hoffentlich bist du in meiner Gruppe«, blinzelt sie mir verschwörerisch zu und schon höre ich ihr Geklimper draußen auf dem Gang verklingen.

Für einen kurzen Moment war ich abgelenkt, doch jetzt erfasst mich der Grund, weswegen ich hierher bin, von Neuem und schickt mir einen elektrischen Schlag die Wirbelsäule entlang. Mir wird schwindelig und ich habe das Gefühl, der Boden unter mir gibt nach und verschlingt mich. Schlotternd greife ich nach einer Jogginghose und einem T-Shirt – es ist mir vollkommen egal, wie ich aussehe – und schlurfe, ungekämmt und ohne mich an dem kleinen Waschbecken hier im Zimmer frisch zu machen, der singenden Tina nach.

Auf dem Flur sehe ich ein paar Gestalten, die alle in eine Richtung gehen. Ich folge ihnen und drücke mich dabei schüchtern an der Wand entlang. Ein Mann, vermutlich Mitte fünfzig, mit grauen, in alle Richtungen abstehenden Haaren, mustert mich neugierig. Er erinnert mich irgendwie an Catweazle, diesen durchgeknallten und ein bisschen gruseligen Zauberer aus einer Fernsehserie, die ich als Kind immer ansehen durfte. Nur der zerzauste Bart fehlt dem Typen neben mir, der sich jetzt anschickt, mich anzusprechen.

»Na, neu angekommen? Ich hab dich hier nämlich noch nie gesehen. Ich heiße Richard.« Er streckt mir freundlich die Hand hin und ich drücke sie flüchtig. Der dunkelgrüne Jogginganzug flattert regelrecht an seinem dünnen, ausgemergelten Körper und es fehlen ihm ein paar Zähne, doch seine grauen Augen hinter der Nickelbrille blicken wach und freundlich. Ich schöpfe Mut; vielleicht haben ja nicht alle hier einen an der Klatsche, denke ich und gehe hinter Richard die große, breite Holztreppe hinunter zum Speisesaal.

20

»Buff, biste noch wach? Erzähl mir eine Geschichte von dort, wo du herkommst.« Die Stimme meiner Schwester schwebt wispernd durch das nächtliche Kinderzimmer. »Ich kann nicht einschlafen, Buff!«

Ich strecke die Hand nach meinem Affen aus, der sich unter der Bettdecke verheddert hat, nehme ihn in den Arm und verstelle meine Stimme: »Was möchtest du denn von mir wissen, Mimi?«, piepse ich und verschmelze augenblicklich mit dem Plüschtier.

»Erzähl mir noch einmal von dem Land, aus dem du kommst, und von deiner Reise hierher zu uns«, flüstert meine Schwester nun gespannt. Ich höre, wie sie sich im Bett umdreht und das Kissen zurechtschüttelt.

Schon vor ein paar Wochen hat Buff begonnen, uns abends Geschichten zu erzählen, Gutenachtgeschichten mit tollen Abenteuern aus fernen Ländern, schließlich ist Buff ja ursprünglich ein Urwaldbewohner. Er ist der mutigste Affe, den ich kenne. Und Mimi ist der einzige Mensch außer mir, der jetzt weiß, dass Buff lebt und sprechen kann – ich habe es ihr kurz nach Weihnachten gesagt. Von Buffs und meinen Geheimnissen, die wir uns gegenseitig erzählen, weiß sie allerdings nichts.

»Als ich geboren wurde, sind meine Eltern ganz schön erschrocken«, beginnt Buff mit seiner Geschichte, von der Mimi nicht genug kriegen kann. Sie hat sie schon hundertmal gehört.

»Ich hatte nämlich kein braunes Fell wie sie und alle anderen Affen im Wald, sondern stattdessen einen geringelten Pulli und eine rote Hose an; so bin ich auf die Welt gekommen. Niemand in der Nachbarschaft hatte so was je zuvor gesehen und meine Eltern machten sich große Sorgen, was aus mir werden würde. Aber sie liebten mich trotzdem. Der Urwald, in dem ich aufgewachsen bin, liegt in einem Land, das Malaysia heißt. Da ist es ganz schön heiß.«

Ich kann Mimi in ihrem Bett drüben seufzen hören, sie hat Mitleid mit Buff, denn sie weiß, was jetzt kommt.

»Also beschlossen meine Eltern eines Tages, mich

wegzuschicken – in ein Land, wo ich nicht so schwitzen würde. Mir war nämlich oft ziemlich warm in meinen Klamotten und ausziehen konnte ich sie ja nicht.« Buffs Stimme klingt traurig.

»Wir sind alle zusammen ans Meer gefahren, heimlich, auf dem Dach eines Zuges. Dann haben Mama und Papa mich zu einem Hafen gebracht, wo riesige Schiffe mit Containern vor Anker lagen. In einen solchen Container haben sie mich reingeschmuggelt. Wir haben alle fürchterlich geweint, aber dann hat das Schiff laut getutet und ist mit mir weggeschwommen. Ich wusste gar nicht, wohin die Reise geht.«

Mimi schnieft in ihr Kissen.

»Die Fahrt hat sehr lange gedauert. Ich bin immer wieder aus meinem Container raus, um auf dem Deck rumzuturnen. Ich habe andere Tiere kennengelernt, die sich auch versteckten, und manche von ihnen reisten sogar aus Versehen mit! In einem Container, der bis obenhin voll mit Bananen war, lernte ich zum Beispiel einen kleinen Schimpansen kennen, der einfach mit einer Bananenstaude abgeerntet worden war und gar nicht gemerkt hatte, dass er auf ein Schiff gepackt worden ist. Wir wurden Freunde.«

Meine Schwester kichert und ich höre, wie sie sich glucksend umdreht, um bequemer zu liegen.

»Irgendwann ist es dann immer kälter geworden« erzählt Buff weiter. »Ich war froh um meinen Pulli. Das Schiff legte in einem großen Hafen an und ich bin ausgestiegen. Der Bananencontainer wurde auch abgeladen. Mein Freund, der Schimpanse, wollte seine

Bananen nicht allein lassen und ist zu ihnen auf einen Lastwagen geklettert.

Ich hatte große Angst, so ganz allein. Das Land sah ganz anders aus als mein Zuhause. Alles war weiß und fürchterlich kalt. Später habe ich dann erfahren, dass das nicht immer so ist – es war Winter.«

»Buff, erzähl noch einmal, wie du zur Susi gekommen bist«, unterbricht Mimi meinen Affen plötzlich und setzt sich im Bett auf. »Das ist so schön!«

»Okay! Irgendwann bin ich dann in einem Spielzeugladen gelandet. Da bin ich vorher schon ganz schön viel rumgekommen, bin immer heimlich irgendwo mitgefahren. Manchmal in Autos, ein paarmal mit dem Zug oder auf dem Gepäckträger eines Fahrrads. Den Laden habe ich zufällig entdeckt, im Schaufenster waren lauter Plüschtiere. Auf einmal habe ich so ein Heimweh gekriegt und bin durch die Ladentüre reingeschlüpft. Ich habe mich einfach zwischen all die Tiere gesetzt – sie waren sehr, sehr nett zu mir. Und da hab ich dann gewartet.

Eines Tages hat mich der Besitzer aus dem Fenster genommen und mich eurer Mama in die Hand gedrückt. Sie war mit einem Bild von mir in den Spielzeugladen gekommen. Sie hat dem Besitzer gesagt, dass sie mich im Katalog bestellt habe, aber ich sei schon ausverkauft gewesen. Und als sie gerade am Schaufenster vorbeigekommen ist, da hat sie mich gleich entdeckt. Die beiden haben gelacht und sich gefreut, dann hat mich der Mann in eine Tüte gepackt und ich bin mit zu euch gekommen.«

Von der anderen Seite des Raumes höre ich leises Schnarchen, Mimi ist eingeschlafen. Ich umarme Buff ganz fest.

»Ich bin so froh, dass Mama dich gefunden hat«, flüstere ich in sein abstehendes Ohr. Dann versinke auch ich im Land der Träume, wo ich mich in einem sonnendurchfluteten Urwald im Schlepptau eines Ringelpulli-Affen von Liane zu Liane hangle.

21

Der Speisesaal ist groß und lichtdurchflutet. Eine gläserne Flügeltüre führt am Ende des Raumes in eine verwilderte Gartenanlage hinaus. Tina hat mich entdeckt und winkt mir von einem der drei großen, langen Tische zu, die parallel zueinander stehen und fast den ganzen Saal ausfüllen. Ich bin dankbar, dass sie da ist.

Immer mehr Menschen kommen herein, die meisten schlurfen mit kleinen Schritten über den Fußboden, den Kopf gesenkt, die Klamotten hängen an ihren Körpern wie an hölzernen Kleiderständern. Einige wenige sind hingegen unglaublich aufgedreht und sprechen laut vor sich hin. Eine Handvoll junger Mädchen ist erschreckend dünn, andere weisen die gleichen Verletzungen an den Armen auf wie die junge Frau gestern Nacht in der Eingangshalle.

Auf dem Tisch stehen Körbe mit Brötchen und

Brotscheiben, Teller mit Wurst und Käse, Marmelade, Honig und Kannen mit Tee und Kaffee. Ich bekomme keinen Bissen runter. Wo bin ich hier nur gelandet? All diese psychisch kranken Menschen. Mir wird erneut angst und bange. Noch immer sehe ich keinen Arzt oder irgendein anderes menschliches Wesen, das mir vertrauenerweckend oder gar kompetent erscheint; auch die diensthabende Ärztin von vergangener Nacht ist weit und breit nicht zu entdecken.

Ich sitze mit gesenktem Kopf vor meinem Frühstück und beobachte die Panik, die sich in wiederkehrenden Wellen meiner bemächtigt. Mann, ist mir schlecht! Ich zittere und meine Handflächen sind total feucht. Tina sitzt mir gegenüber und plappert mir ein Ohr ab. Sie ist eigentlich ganz nett und freut sich sichtlich, dass ich nun da bin, aber ich will mit solch komischen Menschen nichts zu tun haben. Ich gehöre nicht zu denen! Ich will gesund werden und wieder nach Hause gehen – und das so schnell wie möglich.

Richard schiebt mir eine halbe Semmel rüber. Sie ist dick mit roter Marmelade bestrichen. Viel zu dick. »Hier, iss!«, sagt er und schaut dabei belustigt durch seine dicken Brillengläser.

»Du wirst dich schon noch an uns und an das Haus gewöhnen.«

Niemals!

Er lächelt mir durch seine vielen Zahnlücken zu, dann wendet er sich an seine Nachbarin zur Linken, einer verbissen dreinblickenden Frau mit streng nach hinten gekämmten Haaren, um ihr, wild gestikulierend, einen Monolog über München in den Zwanzigerjahren zu halten. Richard ist wohl Historiker, folgere ich.

»Frau Seethaler?« Eine kleine rundliche Frau mit modischem Kurzhaarschnitt legt mir ihre Hand auf die Schulter und ich zucke zusammen.

»Ja.«

»Ich bin Dr. Bartók, kommen Sie doch bitte kurz mit.« Sie hat einen eigenartigen Akzent, den ich nicht einordnen kann. Resolut durchschreitet sie vor mir den Speisesaal, respektvolle Blicke folgen ihr. Ich fühle mich gleich aufgehoben bei ihr, sie scheint genau zu wissen, was sie will.

»Hier herein.« Mit einem knappen Lächeln hält sie mir die Türe zu einem schmalen, schlauchartigen Behandlungszimmer auf. Erst jetzt fällt mir auf, dass sie keinen weißen Kittel trägt.

In der nächsten halben Stunde klärt sie mich auf, wie in der Klinik gearbeitet wird und welche Medikamente ich fürs Erste bekommen soll.

»Medikamente! Nein! Ich will keine Psychopharmaka schlucken!« Meine Stimme bricht und ich muss mich zusammenreißen, dass ich nicht zu heulen anfange.

»Frau Seethaler, wir müssen Sie erst einmal stabilisieren. Schauen Sie sich doch an, Sie vergehen fast vor Angst. Sie sind bis auf die Knochen abgemagert und vollkommen erschöpft. Die Therapien, die Sie hier bekommen werden, können nur greifen, wenn Sie sich innerlich ein bisschen sicherer fühlen. Verstehen Sie das?« Sie gibt sich ganz als nüchterne Ärztin und doch kann ich Mitgefühl in ihren Augen erkennen. Ich nicke zaghaft.

»Sehr gut! Sie sind übrigens in meiner Therapiegruppe, bei den Apachen. Wir beginnen um neun Uhr im Untergeschoss, seien Sie bitte pünktlich.«

Ich wundere mich über den Indianernamen, bin aber zu müde, um nachzufragen. Wieder nicke ich und schlucke die erste weiße Pille, die mir Frau Dr. Bartók zusammen mit einem Plastikbecher Wasser reicht.

22

Als ich vielleicht vier oder fünf Jahre alt war, haben wir alle zusammen in drei großen Häusern gewohnt, die um einen Hof, der zur Straße hin offen war, standen: Meine Großeltern wohnten in dem linken Haus; unter dem Dach hatten sie eine extra Wohnung, in der meine gleichaltrige Cousine Maria mit ihrer Mama lebte.

Maria ist nur zwei Wochen älter als ich und niemand weiß, wer ihr Vater ist. Sie ist klein und dick und hat kurze, pechschwarze Haare. Das genaue Gegenteil von mir, die ich hoch aufgeschossen wie eine Bohnenstange durchs Leben gehe, mit blonden, lockigen Haaren und einem blassen Gesicht.

Doch nicht nur im Äußeren unterscheiden wir uns frappierend: Maria ist frech und streitsüchtig, wohingegen ich eher in mich gekehrt bin und der Welt schüchtern gegenübertrete.

In den anderen beiden Häusern lebten zum einen wir – meine Eltern, meine Schwester und ich – und in dem größten der drei meine Urgroßeltern und die Schwester meines Großvaters mit ihrer Familie.

Mit die schönsten Erinnerungen an diese Zeit sind die endlos langen Sommertage im Hof. Unser Opa baute uns oft ein Indianerzelt, indem er mehrere Wolldecken kunstvoll über die beiden Teppichstangen auf der Wiese spannte. Maria und ich saßen stundenlang in diesem Zelt und erzählten uns Abenteuergeschichten. Mimi war noch zu klein, sie störte uns oft, also schickten wir sie weg. Sie lief heulend zu Mama, die auf der Gartenbank saß und strickte.

Manchmal gesellten sich auch noch die Nachbarskinder von über der Straße dazu: die Christl, der Thomas und der Maxi. Dann hielten wir Kriegsrat in dem bräunlich-sonnigen Licht, das durch die Decken schien. Maria brach meist irgendeinen Streit vom Zaun, sie wollte der Häuptling sein. Mir war das egal, denn ich war die Beste im Schleichen und Spurenlesen. Und so wurde immer ich gewählt, wenn es darum ging, das feindliche Land rund um unser Tipi auszuspähen. Maria fand das total doof und zog mich dafür heimlich und richtig fies an den Haaren, doch auch das war mir egal.

Selbst als ich schon viel größer und älter war, konnte ich mich an das herrliche Kribbeln im Bauch erinnern, wenn ich von den Erwachsenen unentdeckt hinter einem Baum kauerte, um ihren Gesprächen auf der Terrasse zu lauschen. Denn die Erwachsenen, das waren unsere Feinde, Weiße, die uns von unserem Land verscheuchen wollten.

23

Der Raum der Apachen geht von einem schwach beleuchteten, gefliesten Flur weg, und um seine Türe tummeln sich rudimentär gemalte Bilder von rotgesichtigen Indianerköpfen, stacheligen Kakteen und einer Wüstenlandschaft. Vis-à-vis haben die Cherokee offensichtlich ihr Lager aufgeschlagen, so zumindest steht es in fetten Lettern, über denen eine aufgehende Sonne prangt, auf der weiß gestrichenen Tür. Weiter hinten im Gang, auf der rechten Seite, gibt es dann noch die Gruppe der Seneca. Mit Seneca verbinde ich zwar einen römischen Philosophen, doch anscheinend gibt oder gab es auch einen gleichnamigen Indianerstamm.

Es ist mir eh egal. Ich finde diese Einteilung mitsamt den vielen Bildern an den Wänden kindisch. Zum ersten Mal seit langer Zeit spüre ich neben der Angst auch Wut in mir aufkeimen: Scheint so, als wäre ich in einem Kindergarten für Verrückte gelandet.

Doch die Angst hat mich schnell wieder am Schlafittchen und so drücke ich mit einem Herz, das bis zum Hals klopft, die Klinke zum Apachenzimmer. Drinnen sitzen schon alle auf geflochtenen Korbstühlen im Kreis.

Zwölf Menschen starren mich unverhohlen an, als ich mich an der Wand entlang auf den letzten freien Platz direkt neben Frau Dr. Bartók drücke. Keiner spricht ein Wort, im Raum herrscht gespenstische Stille. Dr. Bartók lächelt mir beruhigend zu, dann stellt sie mich der Gruppe vor.

Jetzt erfahre ich auch, dass ich mich in einer der drei sogenannten Milieugruppen der Klinik befinde, die jeden Morgen zusammenkommen, um über den bevorstehenden Tag zu sprechen.

Die Apachen werden für die Zeit meines Aufenthalts hier quasi meine Ersatzfamilie sein. Mit ihnen zusammen werde ich im Speisesaal an dem großen Holztisch der Gruppe, der nachmittags zum Basteltisch umfunktioniert wird, all meine Mahlzeiten einnehmen. Und wir werden gemeinsam Projekte verwirklichen, um den Tagen, die wir hier verbringen, eine geregelte Struktur zu geben, die entfernt an die Arbeitswelt draußen erinnern soll. Das kann irgendwas im Garten sein, ein neues Hügelbeet-Ensemble im hinteren Teil des Geländes zum Beispiel, oder die Verschönerung des Treppenhauses der Klinik mit Wandgemälden. Unserer Fantasie ist keine Grenze gesetzt. Lediglich der Geldbeutel der Klinik sollte nicht überstrapaziert werden.

Mir bricht schon wieder der Schweiß aus bei dem Gedanken, gemeinsam mit diesen Wildfremden hier etwas zu unternehmen. Ich fühle mich plötzlich vollkommen überfordert und breche haltlos in Tränen aus. Alle schauen mich erstaunt an und Frau Dr. Bartók verstummt mitten im Satz. Der Typ neben mir, versteinertes Gesicht, kurz geschorene Haare, schiebt mir eine Box mit Papiertaschentüchern rüber.

In den ersten zehn Nächten kann ich überhaupt nicht schlafen. Zwischen den obligatorischen Angstwellen, die mein gesamtes Sein in periodischen Abständen ergreifen, denke ich permanent und fast schon zwanghaft an die nahe gelegene Zugbrücke, die sich hoch und schlank über die Isar spannt und von der schon etliche Selbstmörder in den Tod gesprungen sind.

Seit ich hier bin, habe ich wahnsinnige Angst, dass ich mich umbringe – oder dass ich buchstäblich vor Angst verrückt werde. Das muss die Umgebung sein, die auf mich abfärbt, vermute ich. Ich bin schließlich nicht in einem Wellness-Hotel.

Ich trau mich nicht, den Ärzten von der Brücke zu erzählen. Ich möchte nicht noch mehr Tabletten nehmen müssen und vielleicht sperren sie die Selbstmordkandidaten ja doch irgendwo ein, obwohl es hier keine geschlossene Abteilung gibt! Wir leben alle wild zusammengewürfelt unter einem Dach, in Zwei- oder Mehrbettzimmern: die Depressiven mit den Borderlinern, die Psychotiker mit den Schizophrenen und die Essgestörten mit den Panikern.

Die Tabletten geben mir tagsüber das Gefühl, in Watte gepackt zu sein, aber unterschwellig tobt die Angst nach wie vor. Ich kann spüren, wie sie sich durch den Nebel ins Bewusstsein kämpfen will. Nachts steigt sie dann ungehindert auf; ich weiß nicht, wo in meinem Kopf ihr Schlupfloch ist und wie sie das macht.

Gott sei Dank habe ich in der elften Nacht das »Nachtzimmer« entdeckt. Es liegt auf meiner Etage und ist immer offen. Drinnen sitzen blutjunge männliche Praktikanten im periodischen Wechsel, die sich unser streckenweise recht wirres Gerede geduldig anhören.

Auf einem kleinen Tisch unter dem Fenster sind immer belegte Brote auf Tellern angerichtet. Essen beruhigt die Nerven, da ist sicher was Wahres dran. Außerdem kämpfen viele von uns mit den Nebenwirkungen der Tabletten und dazu gehören zuweilen auch nächtliche Fressanfälle.

Ich verbringe viele Stunden in dem Zimmer, knabbere ein bisschen an den Broten und warte, bis die Morgendämmerung hereinbricht. Die Nacht führt einen steten Strom schlafloser Gestalten hierher. Manchmal, wenn der Raum sehr überfüllt ist, werde ich verscheucht, um Platz für Neuankömmlinge zu machen. Dann schickt mich der gerade diensthabende Praktikant mit streng altväterlicher Miene in mein Zimmer zurück. Sie sind alle durch die Bank bedeutend jünger als ich.

Jahre später werde ich einen von diesen jungen Kerlen in einer Münchner Disco wiedersehen. Wir werden miteinander tanzen, ohne dass er mich wiedererkennt. Ich werde ihm nichts verraten von unserer gemeinsamen Vergangenheit und es einen Tanz lang genießen, dass er mich für vollkommen normal hält.

Wenn ich weggeschickt werde, schleiche ich mich meist hinunter in die Eingangshalle zu jener dicken Frau auf dem Ledersofa, die seit meiner Ankunft jede Nacht dort unten schlafend verbringt. Immer sitzt sie an eine der Seitenlehnen geschmiegt, den Kopf tief auf der Brust, und schnarcht leise. In ihrem Nasenflügel glitzert eine winzige, silberne Blume. Ich kuschle mich an ihren weichen Körper und sie grummelt etwas, was ich nicht verstehen kann; aber sie lässt mich gewähren. Sie heißt Carmen und ist sechsundzwanzig Jahre alt. Meine Güte, ich habe sie auf mindestens vierzig geschätzt!

Während der ersten beiden Wochen in der Klinik habe ich das Gefühl, durch die Hölle zu gehen. Die einzigen Lichtblicke sind ein oder zwei nette Begegnungen mit meinen Mitpatienten.

Richard entpuppte sich zum Beispiel ziemlich bald als ein intelligenter Konversationspartner, der mir mit seiner lustigen Art durch ein schlimmes Anfangstief hindurchgeholfen hat. Jeden Morgen hat er in den letzten vierzehn Tagen geduldig vor meiner Türe gewartet, um mich zum Frühstück zu begleiten – und wenn es mir auch noch so schlecht ging. Wir sind so etwas wie Freunde geworden, wenn man das bei diesen erschwerten Gegebenheiten hier überhaupt sagen kann. Ich bin da skeptisch. Tina hängt nach wie vor an meinen Fersen und will unbedingt mit mir joggen gehen, aber ich fühle mich körperlich noch viel zu schwach. Außerdem macht mir der Wald Angst.

Richard und Tina sind mit mir in der Apachen-Milieugruppe von Dr. Bartók, von der ich jetzt weiß, dass sie Ungarin ist, daher der Akzent. Richard treffe ich zwischen den diversen Therapien immer wieder mal auf ein kurzes Pläuschchen auf einem der Sofas in der Eingangshalle. Tina springt den ganzen Tag wie ein kleiner Teufel auf Springfedern durch die Flure der Klinik.

Mit den anderen Apachen habe ich kaum Kontakt, ich empfinde sie allesamt als eigenartig. Wir verbringen zwar die Mahlzeiten zusammen und diskutieren jeden Morgen ziemlich lange, um ein geeignetes Arbeitsprojekt zu finden, ansonsten geht jeder seine eigenen therapeutischen Wege. Es gibt sogar Schizophrene unter ihnen. Ich mache einen weiten Bogen um sie, als wäre ihre Krankheit ansteckend. Vielleicht ist sie das ja auch, wer weiß!

Bei den Cherokee ist mir ein schöner, großer Mann aufgefallen, der mich im Speisesaal mit seinen riesigen, braunen Augen über die Tische hinweg oft ansieht. Er gefällt mir. Er heißt Hans und ist in seinem früheren Leben mal Schauspieler am Theater gewesen – bis ihn eine schwere Depression, mitsamt schrecklichen Wahnvorstellungen, von heute auf morgen aus dem Leben hebelte.

Ich habe im Garten ein paar Worte mit ihm gewechselt. Er raucht Kette und seine langen, sehnigen Finger sind davon gelb und unansehnlich geworden. Er lacht ein tiefes, raues Lachen und ist schon seit einem halben Jahr hier. Er hat es aufgegeben, auf ein gesundes Leben zu hoffen, wie er mir zwischen zwei Zigarettenlängen gesteht.

24

Weil Maria und ich fast auf den Tag gleich alt sind, mussten wir früher auch gemeinsam in den Kindergarten gehen. Aber Gott sei Dank gab es dort zwei Gruppen und wir wurden getrennt. Vielleicht hat Mama ja damals der Kindergärtnerin erzählt, dass Maria mich zu Hause immer ärgert und ich deswegen immer so viel weinen muss; ich war jedenfalls froh um die räumliche Trennung, weil mich niemand mehr an den Haaren zog.

Ich konnte Maria oft im anderen Zimmer des Kinderhauses hören, wie sie schrie und tobte; aber sie war trotzdem sehr beliebt und oft die Anführerin bei den gemeinsamen Spielen im Garten. Ich mochte diese wilden Spiele nicht so gerne und wäre lieber im Haus geblieben, um mit den verwaisten Puppen in der Puppenecke zu spielen.

Am allerliebsten habe ich im Kindergarten stundenlang am Basteltisch still vor mich hin gemalt, lesen konnte ich da ja noch nicht. Zu Hause habe ich dann stolz meine Bilder gezeigt. Die Kindergärtnerinnen hielten mich für sehr begabt.

Im Malen und Zeichnen war ich viel besser als Maria, die konnte nämlich keinen geraden Strich zu Papier bringen.

Maria ist nicht nur das beliebteste Kind im Kindergarten gewesen, auch in unserer Großfamilie fanden sie alle toll. Ich habe das nie verstanden. Wie kann man so einen dicken Schreihals nur lieb haben? Vor allem mein Opa fuhr voll auf sie ab, besonders als wir alle noch klein und niedlich waren. Er hat sie mit Geschenken überhäuft; für mich blieben eigentlich immer nur die Krumen vom Kuchen übrig.

Nach meiner Cousine kam damals auf der Beliebtheitsskala gleich meine kleine Schwester, ein quirliger Wirbelwind mit süßen blonden Löckchen. Ich ging dazwischen irgendwie unter. Ich fühlte mich unglücklich. Pausenlos gab es Streit mit Maria, die nicht einmal davor zurückschreckte, mich für ein paar Stunden in ihren Kleiderschrank zu sperren, einfach weil es ihr gerade in den Sinn gekommen war. Ich verging da drinnen vor Angst und machte mir in die Hosen.

Irgendwann, kurz vor meiner Einschulung, bemerkte meine Mutter endlich mein Verstummen und den Rückzug in mein inneres Schneckenhaus und bedrängte meinen Vater wegzuziehen, die Großfamilie zu verlassen. Ein mutiger Schritt, denn »Blut ist dicker als Wasser«, hat mein Uropa immer gesagt. Und: »Eine Familie auf dem Land hält zusammen, komme was da wolle.« Doch Mama machte sich große Sorgen und außerdem herrschte so viel Streit und Zwietracht zwischen den drei Häusern, dass Papa auch wegwollte.

Als ich gerade sechs Jahre alt geworden war, zogen wir also zwei Ortschaften weiter in dieses Haus, das direkt an der großen breiten Hauptstraße liegt.

Ich liebe es, nachts dem Verkehr zu lauschen wie einem rauschenden Fluss, mich tröstet das Geräusch irgendwie.

Ein paar Jahre ging alles gut in dem neuen Haus, dann begann ich, die Pappburg um mein Bett zu bauen.

25

Ich warte vor dem Sprechzimmer. Heute habe ich meine erste Einzeltherapiesitzung. Ich bin unglaublich aufgeregt. Die Beine tragen mich nicht, also habe ich mich mitten im Flur auf den Boden gesetzt. Die Fliesen geben eine Eiseskälte durch den dünnen Stoff des Kleides auf meine Haut ab. Mein Po ist schon ganz taub, aber ich stehe nicht auf. Ich ziehe meine Füße unter den Rock und lege den Kopf auf die verschränkten Arme.

Ich bin so müde. Ich habe noch immer keine Nacht wirklich durchgeschlafen. Die Dämonen jagen mich nach wie vor durch die Dunkelheit. Ich blinzle den langen Gang zur Eingangshalle hinunter. Carmen hat im Schlaf ihren Kopf weit nach hinten gelegt und schnarcht so laut, dass ich es bis hier hinten hören kann. Im Grunde schläft sie Tag und Nacht.

Ich wünschte, ich könnte mich auch in den Schlaf fliehen.

Die Türe geht auf und vor mir steht ein kleiner Mann mit schütterem Haar und klaren, blauen Augen, die so wach sind, dass mir fast schwindelig wird. Ich hab augenblicklich das Gefühl, dass sie mir bis auf den Grund meiner Seele blicken.

Ich werde freundlich hereingebeten. Der Raum strahlt männliche Wärme und Geborgenheit aus: große, dunkelbraune Ledersessel, dunkles Holz, Bücherregale an der Wand. Ich lümmle mich in einen der Sessel, meine nackten Füße sind schwarz vor Dreck. Ich schäme mich ein bisschen.

Der Mann, der mir nun gegenübersitzt, zuckt nervös mit den Schultern. Er ist wohl ein bisschen aufgeregt. Sofort werde ich ruhiger. Auch nur ein Mensch, denke ich. Er fragt mich nach meinem gegenwärtigen Befinden und ob ich mich in der Klinik schon eingelebt habe. Was für eine beschissene Frage!

Ich will mich hier nicht einleben, ich will gesund werden und dann nichts wie weg!

Und dann fragt er mich plötzlich nach Carmen und ich erschrecke. Damit habe ich nicht gerechnet. Er will wissen, welche Gefühle ich ihr gegenüber hege. Ich druckse ein bisschen rum, werde rot und erzähle von meinen nächtlichen Ausflügen zu ihr aufs Sofa.

»Ich möchte wissen, was Sie ihr gegenüber empfinden, nicht, was Sie hier mit ihr erleben«, unterbricht mich mein neuer Therapeut plötzlich. »Wir arbeiten hier mit Übertragungen, falls Ihnen das ein Begriff ist.« Ich habe keinen blassen Schimmer, wovon er spricht.

»Manche Menschen erinnern uns unbewusst an früher, an unsere Eltern, Geschwister, Verwandte oder Freunde«, fährt er fort. »Wir übertragen dann die Gefühle von damals auf diese Menschen im Hier und Jetzt, obwohl wir sie vielleicht gerade erst kennengelernt haben. Übertragungen zu erkennen kann sehr hilfreich sein, denn so kommen wir an unsere alten Gefühle und Verletzungen heran – und wir können diese Wunden mithilfe neuer Erfahrungen heilen, denn unsere Carmen dort draußen in der Halle zum Beispiel hat ja in Wahrheit überhaupt nichts mit Ihrer Ursprungsfamilie zu tun. Oder etwa doch?« Er zwinkert mir väterlich zu.

Mit einem Mal merke ich, wie sich in meinem Bauch etwas Heißes, Flammendes zusammenballt. Ich sehe Maria vor mir, wie sie mich über beide dicke Backen feixend angrinst. Dann schiebt sich vor meinem inneren Auge Carmens schwammiges Gesicht dazwischen und ich fühle die gleiche Mordswut ihr gegenüber. Der Hammer! Wo kommt das denn plötzlich her?

Ich beginne zu schluchzen und all die angestaute Not von damals bricht sich in einer gewaltigen Flutwelle Bahn. Mein Therapeut kann mir gerade noch eine Packung Taschentücher über den gläsernen Couchtisch schieben.

Nach der Sitzung gehe ich zurück in die Halle; meine Augen sind noch ganz rot vom vielen Weinen. Carmen hat sich nicht einen Millimeter bewegt, aber sie ist wach. Sie sieht mich aus rehbraunen Augen freundlich an. Ich kann dieselbe unförmige Beleibtheit und die gleichen kurzen, dunklen Haare wie bei Maria erkennen. Doch Carmen ist die Sanftheit in Person – Maria war der Teufel. Carmen spricht nicht viel und nur äußerst selten verlässt sie ihren angestammten Platz in der Eingangshalle. Maria hat immer in einer Tour geplappert, um sich bei den Erwachsenen einzuschleimen, bewegt hat sie sich allerdings auch nicht viel. Sie saß am liebsten Cola trinkend auf dem Bett in ihrem Zimmer, um Hof zu halten.

Carmen weigert sich, an den Therapiesitzungen teilzunehmen. Die Indianer sind ihr total egal, brummt sie, aber ich weiß, dass sie zu den Cherokee gehört. Hans hat es mir erzählt. »Die schwänzt jede Gruppensitzung«, sagt er. An den anderen Therapieangeboten der Klinik hat sie auch kein Interesse. Sie geht nicht in die Gruppentherapie, die zwei Mal pro Woche für jeden Patienten hier eigentlich Pflicht ist, und schert sich einen Teufel um Mal-, Tanz-, Musik- und Theatertherapie. Ganz zu schweigen vom Reiten.

»Mich kriegen keine zehn Pferde auf einen Gaul«, hat sie zu Hans gesagt. »Lieber verrecke ich hier auf dem Sofa!«

Ich setze mich zu ihr. »Wie geht es dir«, frage ich

und schaue sie von der Seite an. Carmen starrt auf einen unsichtbaren Fleck an der gegenüberliegenden Wand.

»Keine Ahnung«, brummt sie leise. »Ich weiß schon lange nicht mehr, wie es mir geht. Ich bin immer nur müde.«

Ich lege meine Hand auf ihren Arm und sehe zu, wie eine kleine Träne aus dem Augenwinkel heraus langsam über ihre dicke Wange rollt.

»Kannst übrigens immer gerne zu mir kommen in der Nacht.« Sie zieht geräuschvoll den Rotz in ihrer Nase hoch. »Dann fühle ich mich hier unten nicht so allein.«

»Du kannst doch zum Schlafen auch in dein Bett gehen.« Ich weiß, dass sie mit einem hübschen, magersüchtigen Mädchen namens Katharina, das, genau wie Carmen, schon ewig in der Klinik ist, ein Zimmer teilt. »Da bist du auch nicht allein. Kathi ist da.«

»Ich kann nur hier unten schlafen. Im ganzen Haus wandern nachts die Dämonen der anderen durch die Gänge und Zimmer. Nur hier unten hab ich davor meine Ruhe.« Sie dreht sich ächzend in eine bequemere Position und schließt ihre Augen. Ihre Aufforderung an mich zu gehen.

Ich schlendere hinaus in den Garten zu den anderen. Diese Dämonen, von denen Carmen eben sprach, kenne ich nur zu gut.

Im Garten blühen an allen Ecken und Enden weiße und rosafarbene Cosmen, der Rasen ist mehrere Zentimeter hoch. Überall liegen Patienten im Gras, um die Sonne zu genießen. Das Wetter ist immer schöner geworden, der Sommer bricht jetzt mit aller Macht über die Stadt herein. Der Garten explodiert in ungeahnter Fülle.

An diesem Nachmittag nach meiner ersten Einzelstunde steht auch die erste Gruppensitzung an. »Gruppentherapie und Milieugruppe sind zwei verschiedene Paar Stiefel«, hat mich Richard aufgeklärt. Seinen Erzählungen nach geht es in der Gruppentherapie wohl so richtig ans Eingemachte, wohingegen die Milieugruppe mehr den Alltag abdeckt.

Ich bin nervös. Keiner meiner neuen Freunde nimmt daran teil, die sitzen alle in den anderen Gruppen, die in verschiedenen Räumen zur gleichen Zeit stattfinden. Es sind zwar ein paar Apachen dabei, allerdings niemand, der mir nahesteht. Aber ich weiß, dass Hans da sein wird – und das Borderline-Mädchen von damals, das junge fragile Ding, das bei meiner Ankunft in der Halle mit Tina gestritten hat. Mia heißt sie.

Als ich den Raum betrete, sitzt Hans schon auf seinem Stuhl und wirkt vollkommen apathisch. Er wackelt mit dem Oberkörper vor und zurück. Ich setze mich neben ihn und berühre ihn am Arm. Er reagiert nicht. Nach und nach füllt sich das Rund und zum Schluss eilt Dr. Morgenstein, der Gruppenleiter, herein und entschuldigt sich, vollkommen außer Atem, für seine Verspätung.

In den kommenden eineinhalb Stunden höre ich den Problemen der anderen zu, erfahre, dass Hans seinen Kanarienvogel, der in der Obhut seiner Mutter zu Hause ist, vermisst und dass Mia schon die vierte schlimme Nacht in Folge hatte. Ich selbst sage nichts. Ich habe Angst, mich vor den anderen zu öffnen, weiß nicht, wie ich das tun soll und ob ich das überhaupt möchte.

Im Laufe der kommenden Wochen und Monate wird es mir nach und nach gelingen, mich den anderen mit meinen tiefsten inneren Ängsten und Schrecken zu zeigen und mich mitzuteilen, doch an diesem ersten Tag bleibe ich still.

In der dritten Woche bekomme ich eine Zimmergenossin, Kim. Mit einem Mal liegen da Sachen auf dem Bett gegenüber, wirr verstreut, als ich aus der Musiktherapie nach oben komme. Wir haben hier alle so dünne, blaue Heftchen, in denen unsere verschiedenen Therapien samt den wöchentlichen Terminen eingetragen sind. Sie müssen nach jeder Stunde vom jeweiligen Therapeuten abgezeichnet werden. Ich habe das meine im Zimmer liegen lassen und muss es holen, damit Dr. Leistner sein Häkchen nach meiner Trommelsession mit ihm daruntersetzen kann. Irgendwann wird das Heft voll sein und ich darf nach Hause gehen – geheilt! Darauf fiebere ich hin. Richard hat allerdings schon sein drittes und Tina verliert das ihre ständig.

Kim ist Sängerin und hat eine eigene Band. Sie ist schon zweimal durch Deutschland getourt und hat in vielen kleinen Clubs gespielt. Sie hat kaum Klamotten dabei. Sie denkt sicher, dass sie bald wieder hier rauskommt. Das dachte ich auch mal. Ich musste Dagmar bitten, mir Nachschub aus meiner Wohnung zu bringen; auch ich bin mit kleinem Gepäck angereist.

Über Kim brach die Tragödie aus heiterem Himmel herein ... genau wie bei mir. Von einem Tag auf den anderen hat sie die Schwermut gepackt. Jetzt hat sie auch noch Wahnvorstellungen dazubekommen und reißt sich ständig die Haare aus. Breite Schneisen ziehen sich über ihren Kopf und lassen die Kopfhaut verletzlich durchschimmern. Ihr Freund hat sie auf dem Motorrad in die Klinik gebracht. Wir mögen uns auf Anhieb.

Ich bin noch immer »auf Psychopharmaka« und bewege mich durch eine weichgezeichnete Welt ohne Ecken und Kanten. Ich bin schon vier lange Wochen hier. Immer öfter wechselt nun sogar auch Carmen ihren Standort nach draußen in die Sonne und setzt sich auf eine der Bänke unter den Bäumen, um dort weiterzuschlafen. An besonders elenden Tagen schlüpfe ich auch tagsüber unter ihren Arm wie ein Küken unter die Flügel seiner Mutter. Dann lausche ich ihren tiefen Atemzügen und vergesse für einen Moment, wo ich bin.

Meine Angst trägt einen Schleier aus Medikamenten, doch noch immer macht sie mich schier wahnsinnig und überfällt mich hinterrücks, sobald sich auch nur ein Haarriss in dieser Watte-Nebel-Welt für sie auftut.

26

Sahnelocke blickt von ihren Karteikarten auf und schaut nachdenklich in meine Richtung. Ich drücke mich mal wieder bei den Erwachsenenbüchern rum und Sahnelocke runzelt die Stirn. Eben habe ich »Die Geschichte einer Nonne« aus meinem Jutebeutel hervorgekramt und das Buch unauffällig zurück ins Regal gestellt. Jetzt schlendere ich zur Leseecke und lasse mich betont lässig mit »Pucki, unser Mütterchen« auf einen der Sitzsäcke fallen.

In Gedanken bin ich immer noch bei der jungen Nonne; ihre Geschichte hat mich während der letzten Nächte unter meiner Bettdecke tief bewegt. Einmal ist Mimi sogar aufgewacht, als ich haltlos zu schluchzen begonnen habe. Da wurden der Nonne gerade die Haare geschoren und sie wusste, dass sie für den Rest ihres Lebens hinter den Klostermauern bleiben würde. Ich habe schnell die Taschenlampe ausgemacht und mit angehaltenem Atem Mimis gedämpfter Stimme gelauscht, die zweimal nach Buff rief. Dann muss sie wohl wieder eingeschlafen sein.

Ich weiß jetzt, dass es Rettung für mich geben kann. Ich muss ins Kloster gehen, wenn ich groß bin. Gott ist gar nicht gestorben, er lebt bei den Mönchen und Nonnen und man muss ihm nur sein Leben weihen, dann ist er immer für einen da und lüftet alle Geheimnisse über den Tod und den Himmel und die Engel.

In dem Buch lernt die Nonne dann allerdings irgendwann in Afrika einen Mann kennen und verliebt sich in ihn. Eigentlich ist sie dorthin gereist, um die Menschen zu bekehren, aber sie verlässt das Kloster und die beiden heiraten.

Ich weiß nicht, ob die zwei miteinander glücklich werden, das Buch endet vorher. Ich werde jedenfalls nicht beim nächstbesten Typ schwach werden, das weiß ich jetzt schon. Ich bleibe Nonne und Jesus wird mein Ehemann sein und er wird mich für immer beschützen.

Sahnelocke kommt zu meinem Sitzkissen. »Du bist ein sehr belesenes junges Fräulein. Deine Besucherkarte ist schon fast voll, dabei hast du den Ausweis erst seit diesem Sommer. Kommst du auch mit all dem Gelesenen zurecht?«, lächelt sie mich an. »Du kannst mich gerne fragen, wenn du etwas nicht verstehst. Ich sehe doch, wie du dich immer bei den Regalen für die Großen herumdrückst. Und ich habe auch bemerkt, dass du die Bücher heimlich mit nach Hause nimmst. Einer alten Frau entgeht nichts, musst du wissen!« Sie zwinkert mir verschwörerisch zu. Ich finde, sie redet ein bisschen zu viel.

»Aber ich hab dich gewähren lassen. Du hast alles immer brav zurückgebracht. Möchtest du dich ein bisschen mit mir unterhalten?« Ihre Augen leuchten freundlich.

Ich schlucke überrascht und werde feuerrot. Ich weiß nicht, was ich sagen soll. Einerseits brenne ich darauf, mich mitzuteilen und ihr zu sagen, was mir auf dem Herzen liegt, auf der anderen Seite schäme ich mich furchtbar. Was ist, wenn die Sahnelocke mich letztlich schimpft, weil ich über solch komische Sachen nachdenke? Oder wenn sie meinen Eltern erzählt, dass ich Bücher geklaut habe und dass ich alles über Gehirntumore und Krebs weiß.

Ich schüttle den Kopf.

»Nein danke«, sage ich leise. »Alles in Ordnung. Es tut mir leid, dass ich Ihre Bücher ohne zu fragen genommen habe!«

»Ist schon gut. Ab heute bringst du sie mit nach vorn, dann entscheiden wir gemeinsam, was du mit nach Hause nimmst und was nicht. Und wenn du es dir anders überlegst und darüber sprechen willst, du weißt, wo du mich finden kannst!« Sie geht weg.

Ich brauche die Sahnelocke nicht! Wenn ich erst mal Nonne bin, dann habe ich wieder Gott, mit dem ich direkt sprechen kann – und die Schwester Oberin. Das ist eine ganz wichtige Person im Kloster, zu der geht die Nonne aus dem Buch immer hin, wenn sie etwas auf dem Herzen hat. Hoffentlich ist das später keine Zimtzicke! Manchmal sind Oberinnen nämlich böse, das steht auch in dem Buch.

Der Herr Schönhauser muss dann auch nicht mehr so oft ran, wenn ich erst Nonne bin, der will sich im Himmel droben sicher auch mal ausruhen. Im Moment brauche ich ihn noch. Wir denken uns noch immer gemeinsam neue Rituale aus. Seit Neuestem drehe ich zum Beispiel die Griffe am Wasserhahn dreimal auf und zu, bevor ich mir die Hände wasche.

Ich bin froh, dass ich meinen Mund gehalten habe und der Sahnelocke nichts gesagt habe, obwohl sie eigentlich ganz nett aussieht. Ein bisschen wie meine Oma. Bei dem Gedanken sticht es plötzlich so komisch in meinem Herz und ich werde für einen Moment ganz traurig.

27

Kim und ich liegen zusammen unter Kims Bettdecke. Jede hat einen Stöpsel des iPods im Ohr. Wir hören Helge Schneider und lachen uns dabei schlapp. Schon lange war ich nicht mehr so unbeschwert wie heute.

Die Türe geht auf und Frau Dr. Bartók steckt ihren Kopf herein. »Was ist denn hier los?« Sie klingt ärgerlich.

»Wir hören Helge«, kichert Kim und schlingt einen Arm um meine Schulter. Dabei muss sie sich eng an mich schmiegen, weil das Bett so schmal ist. Die Türe fällt ins Schloss und Dr. Bartók ist wieder verschwunden. Da bekomme ich schon den nächsten Lachanfall: Helge ist gerade mit Reinhold Messner zum Nordpol unterwegs und schleppt heimlich einen Kasten Cola als Proviant unter seiner Daunenjacke mit. Helge und die Klapse passen wirklich super zusammen!

Ein paar Tage später fragt mich mein Therapeut nach meinen sexuellen Vorlieben. Hä, was meint er denn? Ich weiß nicht, was ich sagen soll, und werde rot.

»Frau Dr. Bartók hat Sie und Kim M. zusammen

im Bett vorgefunden. Hat das was zu bedeuten?« Er schreibt nebenher ein paar Sätze auf einen Block.

»Ja, dass wir beide Helge Schneider lieben!«, platze ich heraus und biege mich vor Lachen.

Ein paar Monate später, beim obligatorischen Entlassungsgespräch, sagt mein Therapeut zu mir: »Von da an ging es bergauf, Frau Seethaler! An jenem Tag haben Sie endlich begonnen, sich zu wehren und zu rebellieren, zaghaft zumindest. Ich hätte Sie damals am liebsten in den Arm genommen – das hole ich jetzt nach!«

28

Meine Oma ist eine sanfte Frau. Sie kann keiner Fliege was zuleide tun. Meine Oma singt gerne, am liebsten alte Lieder von damals, als sie noch jung und schön gewesen ist, sagt sie. Dann hebt sie immer ihre Arme in die Luft und tanzt mit dem Abwaschlappen in der Hand durch die winzige Küche.

Opa ist hingegen ziemlich oft missmutig und schlecht gelaunt; er mag es nicht, wenn Oma fröhlich ist. Er hat sie fest im Griff, sagt er. Aber wenn er seinen Mittagsschlaf hält, dann ist Oma nicht mehr zu halten. Sie dreht das Radio ein bisschen lauter – nicht, dass er noch aufwacht! – und wiegt sich selig lächelnd im Takt der Musik.

Ich liebe meine Oma. Manchmal nennt sie mich

Angsthäschen, das mag ich nicht so gerne. Wenn sie das sagt, habe ich das Gefühl, dass sie mich nicht ernst nimmt und sich über mich lustig macht. Aber das trau ich mich nicht zu sagen. Sie hat ja recht. Also bleibe ich das Angsthäschen. Die Mimi ist bei ihr das Lausemädchen. So würde ich auch gerne genannt werden, das klingt so mutig und frech.

Oma kommt von ganz weit her. Sie wollte als junges Mädchen die weite Welt sehen und ist vom Ruhrpott nach Süddeutschland gekommen. Da ist sie dann hängen geblieben, weil sie den Opa kennengelernt hat. Damals kam dann auch noch der Krieg und sie wäre wohl eh nicht recht viel weiter gekommen als bis nach Bayern, weil überall geschossen wurde und Bomben auf die Häuser fielen.

Sie erzählt gerne von den »guten, alten Zeiten«, obwohl ich immer noch nicht ganz verstehen kann, was an den Bombennächten in München »gut« sein soll. Die Oma war halt jung und schnell wie der Wind, sagt sie. Sie ist vor jedem Feuer davongelaufen und hat den anderen Menschen im Bunker geholfen, wenn sie sich gefürchtet und dabei wie am Spieß geschrien haben.

Mich gruselt immer ein bisschen, wenn Oma von früher erzählt, vor allem von den Leichen, die sie gesehen hat, und von dem schlimmen Hunger, unter dem alle gelitten haben. Aber ich höre ihr trotzdem gerne zu. Außerdem bin ich stolz auf sie, weil sie nie in Panik geraten ist, als alles um sie herum in Schutt und Asche fiel.

Manchmal glaube ich allerdings, dass sie in dieser Sache ein bisschen flunkert. Das behalte ich für mich.

Sie hat nämlich auch Angst; ich kann es in ihren Augen sehen.

29

Ich schlüpfe schnell in mein rosa Kleid. In ein paar Minuten kommt der Minibus und bringt die Apachen zur Reittherapie. Kim ist bei den Seneca, sie darf sich noch einmal umdrehen und weiterschlafen. Sie hält Buff im Arm. Es ging ihr gestern Nacht nicht so gut, da hab ich ihn ihr unter die Decke geschoben.

Das Kleid habe ich damals unbewusst in den Koffer gestopft. Wie lange das nun schon her ist. Eine Ewigkeit. Ich bin seit fast zwei Monaten hier. Ich trage es so gut wie jeden Tag – der Sommer ist so heiß. Ich liebe es! Es hat Spaghettiträger und die Taille ist bauschig nach oben versetzt, bis fast unter den Busen. Es ist vom vielen Waschen ganz ausgeblichen, sodass man von Weitem meinen könnte, es sei weiß. Über den Brüsten ranken sich winzige Blüten in zarten Pastellfarben. Ich komme mir darin vor wie eine Elfe, eine Waldelfe.

Seit zwei Wochen darf ich übrigens allein in den Wald – die Brücke ist keine Gefahr mehr für mich, ich denke nicht mehr an sie. Ich laufe unter den Bäumen oft barfuß auf dem Moos, obwohl sich der Boden unter meinen Füßen noch ein wenig unsicher und instabil anfühlt. Aber es wird langsam besser.

Tina ist sauer, weil ich immer noch nicht mit ihr joggen gegangen bin. Ich habe einfach keine Lust dazu. Mittlerweile sind neue Patienten in der Klinik angekommen, sie wird sicher jemand anderen finden.

Dank des Reitens findet mein Körper langsam wieder in die Balance. Ich sitze ohne Sattel auf dem Rücken des kleinen Haflingers, meine nackten Füße bohren sich in seine Flanken. Seit ein paar Tagen bin ich ganz ohne Medikamente. Ich habe ein bisschen Bammel auf dem gemächlich schaukelnden Tier, aber die Angst fühlt sich nicht bodenlos an. Ich streichle der Stute über den Hals und denke plötzlich an meine blaue Lola; ein Gefühl von Zuneigung überschwemmt mich.

Die Ärzte haben meine Psychopharmaka langsam »ausschleifen« lassen, so nennt man das im Fachjargon. Seit ich wieder auf null bin, erlebe ich alles ungefiltert und glasklar. Ich rieche den strengen Geruch des Tieres unter mir, der aufgewirbelte Staub in der Reithalle kitzelt mich in der Nase und hoch oben im Gebälk des weiten Raums zwitschern aufgeregt ein paar Vögel.

Ich habe meinem Therapeuten nie erzählt, dass ich immer mal wieder eine der Tabletten heimlich entsorgt habe. Wenn ich das Gefühl hatte, dass es mir ein bisschen besser ging, habe ich sie im Behandlungszimmer bei der morgendlichen Medikamentenvergabe einfach nicht geschluckt, sondern unter meiner Zunge versteckt. Das machen viele hier. Kaum war ich wieder draußen und außer Sichtweite der streng blickenden Schwester, musste die große, verstaubte Palme in der Eingangshalle daran glauben. Heimlich versenkte ich die kleine weiße Pille in der Blumenerde.

Von nun an habe ich keinen doppelten Boden mehr, kein chemisches Sicherheitsnetz, das mich in einem wabernden Nebelzustand hält. Mein Leben hat wieder Licht und Konturen, Ecken und Kanten. Ich komme erstaunlich gut damit zurecht.

Ich gebe dem kleinen Haflinger einen Klaps und er trabt los.

Wir sind jetzt übrigens eine richtige Clique, die nachts durch die Gänge der Klinik zieht und verbotene Sachen macht. Ich gehöre dazu; ich bin eine von ihnen. Wir sind zu sechst: Kim, Tina, Richard, Hans, ich – und Tim, der Neue.

Hans kann nicht jede Nacht das Zimmer verlassen, er bekommt immer noch schubweise seine Wahnvorstellungen. Dann sieht er massenhaft Blut, das wie ein Vorhang an der Tür hinunterläuft. Es hindert ihn daran, den Raum zu verlassen. Manchmal hören wir ihn schreien, dann besuchen wir ihn und versuchen, ihn abzulenken. Er zittert wie Espenlaub und hat wahnsinnige Angst. Wenn kein Blut da ist, dann kommt er mit uns in den Gruppenraum der Seneca. Wir räumen alle Stühle an die Wand und Tim schmeißt die Anlage, die normalerweise für die Tanztherapie verwendet wird, an.

Im »normalen« Leben draußen arbeitet er manchmal als DJ, jetzt heizt er uns dort unten gehörig ein. Wir tanzen, bis uns der Schweiß runterläuft – oder bis die Nachtschwester kommt und uns zurück in die Betten schickt.

Ich bin glücklich. Ich war noch nie Mitglied einer Clique. In der Schule wollten sie mich nie dabeihaben, ich habe einfach keine ihrer Aufnahmeprüfungen bestanden, auch wenn sie noch so doof waren. Zum Beispiel auf den Gleisen balancieren, wenn man schon von Weitem den Zug pfeifen hört. Oder einen lebendigen Regenwurm essen. Ich habe mich nie getraut. Ich gehörte eben nicht zu den Coolen und Schönen, da konnte ich mich noch so sehr ins Zeug legen. Es hat einfach nie gereicht.

Hinter den Klinikmauern hingegen muss man nicht cool und schön sein. Hier bin ich die Susanne im rosafarbenen Kleid. Hans finde ich trotzdem sehr schön ... und Tim auch, der ist cool und schön.

Ich glaube, ich habe mich ein bisschen in Tim verliebt.

30

Letzte Woche hat mir der Christian die Spitze seines Zirkels in den Bauch gerammt. Ich hatte einen dicken Pulli an. Es hat nichts genützt. Die Spitze hat meine Haut durchstochen und ich habe ein bisschen geblutet. Wir waren nur noch zu zweit im Klassenzimmer, um die Tafel abzuwischen. Er wollte mich zwingen, meinen Stellvertreterjob als Klassensprecherin abzugeben. Es hat wehgetan und ich bin furchtbar erschrocken.

Christian wollte, dass sein bester Freund Thomas Stellvertreter wird. Aber ich bin stark geblieben und habe Nein gesagt, obwohl ich noch ein paar Tage lang den kleinen Einstichpunkt gespürt habe. Ich habe nicht einmal bei der Lehrerin gepetzt.

Ich glaube, Christian hat jetzt mehr Respekt vor mir, bin mir jedoch nicht ganz sicher. Andrea sagt, dass sie sehr stolz auf mich sei, und lässt sich immer wieder den kleinen roten Punkt unter meinem Nabel zeigen. Ich bin gar nicht so ein Angsthase, wie alle denken.

Als Christian feige aus dem Klassenzimmer gerannt ist, musste ich aber vor lauter Schreck trotzdem ein bisschen weinen.

31

Tim kam vor gut drei Wochen an. Er war ganz allein und kam zu Fuß die lange Auffahrt durch den Wald zur Klinik heraufgelaufen, auf dem Rücken hatte er einen Rucksack. Ich habe gesehen, wie er ankam, weil ich gerade mit Tina auf den Eingangstreppen saß, um zwischen zwei Therapiestunden eine zu rauchen. Er erinnerte mich auf den ersten Blick an einen dieser hübschen Rucksackreisenden, die heute noch in Scharen durch Asien tingeln.

Ich bin als junge Frau immer viel gereist. In der Beziehung habe ich mich von meiner Angst nie einschüchtern lassen; ich brannte vor Neugierde und wollte die ganze Welt sehen. Heimweh hatte ich dennoch.

Tim ist erst zweiundzwanzig Jahre alt. Er hat ein schön geschnittenes Gesicht, große blaugrüne Augen, lange dunkle Haare und einen Vollbart. Er sieht aus wie ein zu dünn geratener Jesus und ist ziemlich depressiv.

Leider haben sie Tim zu den Cherokee gesteckt, aber er teilt sein Zimmer mit einem Borderliner schräg gegenüber von Kim und mir. Morgens grüßen wir uns manchmal. Meist schleppt er sich, vollkommen in sich gekehrt, durch die Flure der Klinik. Ein dürres, blasses Gespenst mit viel zu weiten Klamotten und einem Rauschebart. Er weint viel.

Nach zwei Wochen taut er allmählich auf, ich nehme an, dass die Tabletten zu wirken beginnen. Er spricht mich nach dem Mittagessen an. Er hat wunderschöne, ebenmäßige Zähne.

Wir gehen gemeinsam spazieren. Der hintere Teil des Gartens ist vom Hauptgebäude aus nicht einsehbar und sehr verwildert. Dort setzen wir uns auf eine morsche Bank. Er erzählt mir aus seinem bewegten Studentenleben; ich bin neidisch. Er möchte Landschaftsgärtner werden. Tim scheint in der »realen Welt« sehr beliebt zu sein, aber es kommt keiner von seinen vielen Freunden vorbei, um ihn zu besuchen. Seltsam!

Ich bekomme regelmäßig Besuch von meiner Schwester und von Dagmar – meine Mutter schreibt mir berührend lange Briefe. Sie macht sich große Sorgen um mich, ich spüre ihre Liebe zwischen den Zeilen.

Eigentlich bin ich froh, dass kaum wer vorbeikommt. Ich schäme mich noch immer, dass ich hier gelandet bin.

Am liebsten würde ich Tim auf den bärtigen Mund küssen. Ich traue mich nicht.

Bis zu meiner Entlassung wird diese Verliebtheit mein Geheimnis bleiben. Doch sie bildet einen wichtigen Teil meiner Rückkehr zu einem »normal funktionierenden« Menschen, denn endlich fühle ich mich wieder lebendig.

Mein Therapeut bemerkt die Veränderung natürlich auch, doch ich halte dicht – ich bin schließlich dreizehn Jahre älter als Tim. Ich möchte deswegen nicht bis auf die Knochen analysiert werden. Außerdem ist er bereits verheiratet! Seine Frau habe ich hier allerdings auch noch nie zu Gesicht bekommen. Vielleicht ist er ja wegen ihr so depressiv.

Ein kleiner Hoffnungsschimmer steigt in meinem Herzen auf. Der erste seit Urzeiten. Ich glaube, ich werde heute Nacht im Keller mal ein Tänzchen mit ihm wagen.

32

Mama schleppt mich zum Neurologen. Das ist ein Arzt, der Krankheiten im Gehirn feststellen kann. Ich bin froh, dass wir dorthin gehen. Endlich wird herauskommen, dass ich einen Tumor im Kopf habe, und dann hat die geheime Angst ein Ende. Ich werde zwar mit Sicherheit daran sterben, aber wenigstens bin ich dann nicht mehr so allein mit meiner Todesangst.

In letzter Zeit habe ich übrigens mehr und mehr Symptome festgestellt. Morgens beim Aufstehen ist mir jetzt immer so schwindelig und manchmal wird mir in der Schule schwarz vor Augen, sodass ich mich im Lehrerzimmer hinlegen muss. Kopfweh habe ich komischerweise nie. Egal, es ist sicher ein Tumor. Falls ich ihn doch überlebe, kann Herr Schönhauser dem lieben Gott schon mal ausrichten, dass ich als Plan B immer noch vorhabe, Nonne zu werden – später, wenn ich alt genug bin.

Der Neurologe kann nichts feststellen. Mama erzählt von meiner »Nervosität« und den Schlafstörungen; immer noch komme ich manchmal nachts an ihr Bett. Meine Gehirnströme werden gemessen. Nichts.

Ich würde gerne wissen, ob der Doktor die Angst in meinem Kopf trotzdem sehen kann. Vielleicht sagt er nur nichts. Auf dem Monitor sind lauter grüne Zacken. Eine Nadel kratzt Linien mit schwarzer Farbe auf eine ewig lange Papierrolle.

Vielleicht ist es ja auch total normal, Angst zu haben, und die Erwachsenen tun nur so, als hätten sie keine, und er sagt deswegen nichts. Dabei stimmt das gar nicht. Mama wechselt zum Beispiel immer panisch die Straßenseite, wenn ihr ein Hund entgegenkommt – sogar wenn er an der Leine ist. Ich glaube, die Erwachsenen schämen sich, wenn sie Angst haben, und darum reden sie nie darüber.

Ich schäme mich auch.

Draußen vor der Praxis hilft mir Mama in den Mantel.

»So, jetzt ist Schluss mit dem Dramatisieren, Susi«, sagt sie und schaut mir streng in die Augen. »Dir fehlt gar nichts! Du hast es gehört!«

Wir gehen zum Auto. Mama ist sauer.

»Ach, und noch was. Ich habe letztens die Frau Schneider aus der Bibliothek beim Einkaufen getroffen.« Ich werde feuerrot, Mist!

»Sie hat gesagt, dass du immer wieder unerlaubt Bücher mitgenommen hast, Bücher für Erwachsene. Kein Wunder, dass du nicht schlafen kannst und dir nachts eine Mauer aus Pappkartons ums Bett baust. Damit hörst du jetzt auf, hast du mich verstanden! Ich möchte nicht mehr mit meiner Tochter von einem Arzt zum anderen laufen müssen, nur weil du deine Nase in Bücher steckst, die dich nichts angehen und deren Inhalt du nicht verstehst.«

Sie ist so aufgebracht, dass wir mit einem mächtigen Hopser vom Parkplatz wegfahren.

Ich mache mich auf dem Rücksitz ganz klein und begegne im Rückspiegel ihren Augen. Sie hat die gleichen wie ich – groß und blau. Sie hat mir mal vor langer Zeit erzählt, dass sie als Kind auch immer schreckliche Angst gehabt hat. Sie hat sich vor ganz vielen Dingen gefürchtet. Oft hat sie sich dann irgendwo zitternd versteckt und ihre Eltern haben Stunden gebraucht, um sie zu finden.

Das kann sie doch nicht vergessen haben!

Egal, wie es ist, ich liebe meine Mama sehr, sie kann auch so lustig sein. Sie war noch ganz jung, als ich auf die Welt gekommen bin. Fast noch ein Kind, hat Oma gesagt. Vielleicht kann sie deswegen so toll mit Mimi und mir herumtoben – andere Mütter machen das nie mit ihren Kindern, das weiß ich zum Beispiel von meiner Freundin aus dem Nachbarhaus. Da ist die Mami total erwachsen und schimpft fast jeden Tag wegen der Hausaufgaben.

Mimi und ich müssen zwar auch regelmäßig unser Zimmer aufräumen, aber Mama nimmt es mit den Hausaufgaben nicht so genau. Ihr ist es lieber, wenn wir viel spielen.

Manchmal spielen wir sogar gemeinsam mit Mama Verstecken, das macht total Spaß. Und wenn alle Kinder aus der Straße miteinander Räuber und Gendarm spielen, dann schleicht sie sich oft lautlos von hinten an und bespritzt uns mit einer Wasserpistole. Da habe ich mir schon mal vor lauter Lachen fast in die Hose gepinkelt.

In den Sommerferien gehen wir oft auf eine Hütte: Mama, ihre besten Freundinnen, deren Kinder, Mimi und ich. Sie liegt in den Bergen oberhalb unseres Heimatortes, also haben wir es gar nicht so weit mit unseren Rucksäcken und dem ganzen Zeugs. Nur zehn Minuten mit dem Auto bis zum Parkplatz am Fuß des Berges.

Der Aufstieg ist ganz schön anstrengend. Wir müssen nämlich alles nach oben schleppen, das Essen, die Klamotten und die Spielsachen. Papa bleibt meist unten im Tal; er hat viel Arbeit. Er baut gerade seine Firma auf, sagt Mama. Abends kommt er manchmal hoch, um mit uns allen zusammen ein Lagerfeuer zu machen. Das ist eher selten.

Ich liebe unsere kleine Hütte. Ich fühle mich dort total sicher, obwohl sie mitten in der Natur steht, wo nachts Wölfe und Bären herumschleichen und zum Fenster hereinschauen. Das behauptet jedenfalls meine Freundin Andrea, die auch oft mitkommt.

Im ersten Stock befindet sich das Schlaflager, das aus einem einzigen langen Stockbett besteht, in dem insgesamt zwölf Menschen schlafen können, ohne dass es wirklich eng wird. Wir Kinder schlafen immer auf dem »Oberdeck«, das ist wahnsinnig gemütlich. Wenn ich die Hand ausstrecke, dann kann ich das Dach berühren.

Die Hütte ist sehr alt und komplett aus Holz gebaut, manchmal knackt es deswegen in der Nacht ganz laut. Das sei so, weil sich die Balken in der nächtlichen Kühle zusammenziehen, sagt Mama. Hier oben habe ich komischerweise nie Angst. Nicht einmal vor den Mäusen, die im Dunkeln aus ihren Schlupflöchern krabbeln, um in der Küche nach Essbarem zu suchen. Man kann ihre kleinen Füßchen auf den Holzdielen tapsen hören.

Wir schlafen alle zusammen – die Großen und die Kleinen – im Stockbett. Es ist immer jemand da, an den ich mich kuscheln kann.

Ich höre die Erwachsenen atmen und Mimi leise im Schlaf kichern.

Im Fußboden des Schlafzimmers befindet sich ein Loch, von dem aus wir hinunter in die Stube mit dem großen, grünen Kachelofen schauen können, obwohl wir eigentlich schon längst schlafen müssten. Alle Kinder drängen sich in ihren Schlafanzügen um den kleinen Lichtteich, der von unten heraufschimmert. So können wir heimlich unsere Mütter belauschen. Sie spielen jeden Abend Karten und unterhalten sich dabei. Sie rauchen Zigaretten, deren Dunst uns in den Nasen kitzelt, und trinken Rotwein aus alten Senfgläsern. Und sie erzählen sich Geschichten, die ich noch nie gehört habe. Sie lachen viel. Mama lacht oft am lautesten. Mir wird dabei ganz warm ums Herz.

Andrea sagt, dass die Wärme des Kachelofens, der direkt unter dem Loch steht, bis zu uns ins Schlafzimmer heraufstrahlt. Und dass ich deswegen so rote Backen habe. Ich kann jedoch fühlen, dass das Warme von tief in mir drinnen kommt und dass es mit dem ollen Ofen überhaupt nichts zu tun hat. Das weiß ich ganz genau.

33

Kim geht es schlechter. Während sich in meinem Bauch ganz zaghaft ein paar Schmetterlinge wegen Tim angesiedelt haben und ich endlich mal wieder etwas anderes spüre als Panik und Bodenlosigkeit, habe ich übersehen, dass meine Zimmergenossin immer weiter in den Abgrund gerutscht ist.

Nun steht sie vor meinem Bett. Ich kann ihr Gesicht nicht erkennen. Im Zimmer es ist dunkel. Es muss weit nach Mitternacht sein. Brummende Geräusche wie von einem Tier haben mich geweckt. »Ich hasse dich!«, tönt es unheimlich über mir.

Ich richte mich auf und schalte erschrocken die Nachttischlampe an. Kims Augen sind weit aufgerissen. Sie steht direkt neben meinem Bett.

»Ich hasse dich!« Jetzt schreit sie fast, dann beginnt sie wieder so eigenartig zu brummen und sich vor und zurück zu wiegen. Mit den Armen umklammert sie ihren Oberkörper.

»Meine liebe Kim, was ist denn los?« Das Herz bricht mir fast vor Mitgefühl. Und ich habe Angst vor ihr. Gleichzeitig sehe ich, dass vor ihrem inneren Auge gerade ein ganz schlimmer Film abläuft.

Sie erkennt mich nicht.

Vorsichtig richte ich mich auf, um sie nicht zu erschrecken, dann fasse ich ihre eiskalten Finger. Sie lässt sich von mir widerstandslos ins Bett bringen. Ich lege ihr Buff in den Arm, dann hole ich den Nachtdienst.

Fast bin ich ein bisschen glücklich, als ich durch die Gänge der Klinik laufe, um Alarm zu schlagen: Zum ersten Mal habe ich heute wieder wie ein normaler Mensch reagiert – wie ein starker Mensch sogar. Ich bin soeben nicht panisch geworden; ich habe mich um meine Freundin gekümmert. Ganz so wie sich damals Dagmar um mich gekümmert hat. Und jetzt hole ich Hilfe für Kim.

34

Ich habe im Fasching Geburtstag. Meine Freunde beneiden mich darum. Faschingspartys sind richtig cool, finden sie. Ich mag meine Geburtstagsfeiern auch, sie sind etwas Besonderes. Es gibt Mandarinentorte mit viel Sahne obendrauf und Wiener Würstchen, die an einer langen Schnur in der Küche hängen. Wir müssen ganz hoch hüpfen und mit dem Mund danach schnappen. Es ist so lustig, wir lachen uns alle schlapp dabei. Jedes Jahr organisiert Mama so eine Party für mich. Am liebsten verkleide ich mich dann als Indianerin. Indianer sind so stark und stolz, und vor allem wahnsinnig mutig.

Mein Papa hat mir letztes Jahr alle drei Winnetou-Bände von Karl May zum Geburtstag geschenkt. Ich habe sie auf einen Sitz verschlungen. Tagelang war ich nicht mehr ansprechbar, meine innere Welt bestand nur noch aus Indianerstämmen, Lagerfeuern, weiten

Landschaften und endlosen Ritten auf schaukelnden Pferderücken.

Meine Lola hat sich seitdem in ein wildes Präriepferd verwandelt, das ich natürlich eigenhändig gefangen und gezähmt habe. Sie wartet draußen in ihrer Garage nur darauf, dass der Schnee endlich wieder schmilzt und wir gemeinsam ausreiten können.

Wenn Mama mir, kurz bevor die Gäste kommen, die rote Paste ins Gesicht schmiert, damit meine Haut genau die gleiche Farbe hat wie die von Winnetou und seinen Indianerfreunden, dann werde ich innerlich ganz groß und weit. Mein Kleid ist beige und hat unten Fransen mit bunten Perlen dran, die bei den vielen Spielen, die Mama sich für die Party ausgedacht hat, wild hin und her baumeln.

Genau wie meine schwarzen Zöpfe, die ich wunderschön finde. An meinem Stirnband ist hinten eine lange, rote Feder befestigt; sie wippt bei jeder Bewegung. Ach, könnte ich doch nur für immer eine Indianerin sein!

Maria lade ich zu meinen Partys nie ein. Ich bin froh, dass wir nicht mehr in ihrer Nähe wohnen. Manchmal besuche ich sie, dann spielen wir ein bisschen miteinander. Maria hat auch im Fasching Geburtstag, sie feiert keine eigenen Partys. Sie lädt mich und ihre Freunde immer zum großen Kinderfaschingsball ein. Der findet jedes Jahr in einer Gaststätte im Ort statt.

Sie möchte dann meistens, dass wir beide als Prinzenpaar dorthin gehen. Ich muss der Prinz sein, sie ist die Prinzessin. Eine kleine, dicke Prinzessin im grün schillernden Kleid, das unsere Oma extra für sie genäht hat – ich hasse es.

Mein Kostüm ist golden, untenrum trage ich alberne rote Wollstrumpfhosen und auf dem Kopf eine goldene Kappe, auf der, fast wie bei meinem Indianeroutfit, eine silberne Feder wippt. Ich hasse diese Verkleidung noch viel mehr als Marias blödes Prinzessinnenkleid.

Der Kinderfaschingsball ist immer wahnsinnig laut. Viele Jungs bringen Knallfrösche mit und lassen sie an den Beinen der Mädchen explodieren. Sie schießen mit ihren Pistolen und spielen Cowboy- und Piratenspiele. Der wilde Lärm macht mir Angst. Und gleichzeitig würde ich nichts lieber tun, als mitzuspielen. Stattdessen trotte ich dämlich hinter meiner Cousine her, die eifrig Hof hält und sich bewundern lässt.

Am liebsten möchte ich in diesem Moment Indianerin sein und Maria mit ihrem grünen Kleid und der glitzernden Krone an den Marterpfahl binden.

35

Die Musik erfüllt den ganzen Raum bis in den letzten Winkel und verwandelt den Speiseraum in einen Konzertsaal. Tische und Stühle sind beiseitegerückt, um genügend Platz in der Mitte zu schaffen. Einmal in der Woche haben wir Tanztherapie bei Frau Müller, einer warmherzigen, älteren Dame, die früher einmal professionelle Tänzerin gewesen ist.

Gerade dreht Tina ihre waghalsigen Pirouetten. Wir sitzen alle auf Stühlen in einem großen Kreis um sie herum und beobachten ihre Bewegungen mit Argusaugen.

»Der Körper kann tiefe Empfindungen ausdrücken«, sagt Frau Müller, »Empfindungen und Gefühle, die viele Menschen verbal nicht benennen oder vielleicht nicht einmal spüren können.«

Ob man Angst auch tänzerisch ausdrücken kann?, frage ich still in mich hinein und nehme mir vor, es bei Gelegenheit einmal auszuprobieren.

»Manchmal zeigen sich im Tanz auch Blockaden, an die man in einer normalen Gesprächstherapie nicht rankommen würde, weil sie im Unterbewusstsein so tief vergraben liegen. Aber der Körper lügt nie. Er kann nichts verbergen«, erklärt uns Frau Müller ein ums andere Mal.

Das leuchtet mir ein.

Demnach muss Tina ganz schön viel Wut in sich haben. Sie stampft und boxt sich wie ein Kamikaze-Kämpfer durch ein Stück von Mozart. Es scheint, als würde sie die zarte Musik gar nicht hören, so sehr ist sie mit ausflippen beschäftigt. Hardrock wäre jetzt wohl angebrachter, denke ich besorgt, doch Frau Müller mag am liebsten Klassik. Klassische Musik ist Gefühl pur, da kann man sich am besten entfalten, meint sie.

Applaus brandet auf. Tina verbeugt sich linkisch

und geht völlig außer Atem und mit hochrotem Kopf an ihren Platz zurück. Wir beginnen nun nacheinander, ihren Tanz zu analysieren. Dabei lautet eines der wichtigsten Gesetze: Nur positives Feedback geben, denn es ist an sich schon schwer genug, sich inmitten von Menschen so ungeschützt und intim darzustellen, selbst für die sogenannten »Gesunden«. Also werden alle Beobachtungen, auch die befremdlichen und verstörenden, die man vielleicht entdeckt hat, in freundliche Worte gekleidet.

Tina schnäuzt gerührt in ihr Taschentuch.

»Wer möchte jetzt tanzen?« Frau Müller blickt gespannt in die Runde.

Ich nicke Hans zu, der vis-à-vis von mir sitzt und nervös an seinen Nägeln kaut. Vor ein paar Tagen haben wir ausgemacht, gemeinsam zu tanzen: den Bolero von Ravel. Hans hat neben seinem Schauspielstudium auch eine Tanzausbildung absolviert. Ich bin aufgeregt.

Wir stehen steif und verlegen in der Mitte, die Gesichter einander zugewandt. Hans hat Angst, ich kann es riechen. Er schwitzt.

Die ersten leisen Flötentöne setzen ein, Hans breitet seine Arme aus, wie die Schwingen eines übergroßen Vogels, und schließt langsam die Augen. Er ist wunderschön.

Langsam setze ich einen nackten Fuß vor den anderen und beginne, ihn zu umkreisen, dabei berühren meine Fingerspitzen seinen Oberkörper. Mein ganzer Körper prickelt. Ich höre Hans leise atmen.

Wir beide sind nur noch Musik. Hans hat sich in einen tanzenden Gott verwandelt, der mit mir spielt und mit mir flirtet, der mich umwirbt und der mich mit seinem Tanz betört. Der Wahn ist von ihm abgefallen, sein wahres Ich ist endlich zum Vorschein gekommen.

Er reißt mich mit sich mit; ich vergesse alles um mich herum – so fühlt sich Leben an!

Ach, wie sehr habe ich es in den letzten Monaten vermisst, dieses Leben.

Danach Stille, man könnte eine Stecknadel fallen hören. Ich liege in Hans Armen. Niemand applaudiert, manche weinen. Wir schauen uns tief in die Augen.

»Danke«, flüstert Hans, er haucht mir einen Kuss auf die Stirn und geht dann zurück zu seinem Stuhl. Sein Gang ist aufrecht und stolz.

»Wir haben oftmals den Kontakt zu unserem Körper und dadurch auch zu den Menschen um uns herum verloren. Hier in der Tanztherapie können wir wieder in Kontakt mit uns und den anderen kommen. Das haben die zwei gerade sehr eindrucksvoll bewiesen. Ich danke Ihnen beiden für diesen wundervollen Tanz.« Frau Müller ist sichtlich bewegt und auch mir laufen unaufhörlich Tränen über die Wangen.

36

Ich drehe meine Runden auf dem Eis wie eine Ballerina, jedenfalls fühle ich mich so. Fast kann ich im Fahrtwind ein zartes rosafarbenes Tutu um meine Oberschenkel spielen fühlen, aber ich trage natürlich einen dicken Schneeanzug, der mich vor der Kälte schützt – es ist ein frostiger Weihnachtstag.

Papa läuft weiter vorn an der Bande entlang. Er ist ein schneller Schlittschuhläufer. Als junger Mann hat er mal Eishockey gespielt.

Papa hat nicht so viel Zeit für uns Kinder, er hat ein Geschäft und muss viel arbeiten. Aber an Heiligabend ist er nur für uns da. Daheim gehen Mimi und ich »im Weg um«, sagt Mama. Also unternimmt Papa in der Regel nachmittags etwas mit uns, damit am Abend dann alles fertig ist und das Christkind kommen kann. Heute bin ich ganz allein mit ihm unterwegs, Mimi wollte unbedingt zu ihrer besten Freundin. Die beiden basteln noch etwas streng Geheimes, das hat sie mir heute Morgen beim Frühstück flüsternd verraten, als Mama in der Küche gerade den Kaffee holen ging.

Letztes Jahr kam an Weihnachten Buff zu mir. Heuer wünsche ich mir ein kleines Bettchen für ihn. Ich möchte es direkt neben mein eigenes Bett stellen – vielleicht räume ich dann die Pappburg weg.

Vielleicht!

Ich lächle in mich hinein und gleite noch ein bisschen wagemutiger übers Eis. Papa winkt mir zu.

Plötzlich stehen zwei Jungs vor mir; ich war ganz in Gedanken und habe sie auf ihren Schlittschuhen nicht kommen sehen. Es sind Brüder und sie wohnen drei Straßen weiter von uns. Ich kenne sie, aber wir spielen nie miteinander. Sie sind wild und frech.

Der größere von ihnen baut sich vor mir auf, ich komme ein bisschen ins Wackeln – so wirklich sicher bin ich noch nicht auf meinen Schlittschuhen. Rotz hängt ihm aus der Nase und seine Mütze ist mit weißem Raureif bedeckt, die Augen blitzen.

»Na, du Zahnlücke!«, sagt er feixend.

Obwohl ich schon elf Jahre alt bin, fehlen mir immer noch zwei der vorderen Schneidezähne. Bisher habe ich mir nie darüber Gedanken gemacht, jetzt schäme ich mich auf einmal.

»Und überhaupt, du bist ganz schön blass um die Nase«, meldet sich der andere, etwas kleinere zu Wort. »Biste vielleicht ein Zahnlücken-Geist? O Mann, bist du hässlich!«, ruft er über den ganzen Eisplatz und will sich gerade wieder lachend mit seinen Schlittschuhen abstoßen. Da merke ich mit einem Mal etwas Brennendes in meinem Inneren. Es fühlt sich an wie ein Feuer, das mit großen Flammen nach oben schießt. Für eine Sekunde wird mir schwarz vor den Augen, dann senke ich meinen Kopf wie in Zeitlupe, mache einen schnellen Schritt auf den Jungen zu und ramme ihm mit aller Kraft meinen Schädel in seinen Bauch. Der Große schreit überrascht auf, während sein Kumpel volle Kanne mit dem Hintern zuerst aufs Eis donnert. Das hat gesessen!

Von Weitem schießt Papa daher. Eiskristalle funkeln, als er eine Vollbremsung vor mir hinlegt.

»Was ist hier los?«, fragt er.

»Ach nichts!«, sage ich und klopfe mir betont lässig die Mütze ab. »Der Typ hier hat mich bloß ein bisschen geärgert.«

Verwundert schaut mich Papa von der Seite an, während die beiden Buben unauffällig das Weite suchen. »Du hattest keine Angst vor den beiden?«

»Nö, wieso?«, antworte ich so cool wie möglich und drehe einen unbeholfenen Kreis um ihn.

»Na, du bist mir schon so ein Lausemädchen!«, lacht er. Dann nimmt er mich bei der Hand und wir sausen eine Ehrenrunde ums ganze Stadion.

Ich kann mich nicht erinnern, mich jemals so stark und stolz gefühlt zu haben wie in diesem Augenblick. Endlich bin auch ich ein Lausemädchen!

37

Der Sommer zieht dieses Jahr wirklich alle Register: Ein Tag ist schöner als der andere. Ein wolkenloser Himmel spannt sich unermüdlich über die Klinik, als wolle er ihren Insassen Mut machen.

Professor Maruschek, der Kunsttherapeut, hat seine »Gruppensitzungen« nach draußen in den Garten verlegt. Jetzt pinseln wir nicht mehr Woche für Woche im Keller drunten Farbe auf alte, ausrangierte

Pappe, sondern versuchen uns an einem ausgefeilten »Garten-Verschönerungs-Projekt«, zu dem niemand so rechte Lust hat.

Unsere diversen »Krankheiten«, deretwegen wir hier gelandet sind, halten uns oftmals starr im Griff. Die Freude an Spiel und Spaß ist wie weggeblasen – namenlose Angst lähmt viele von uns. Die meisten Patienten fühlen sich von allem Lebendigem abgeschnitten und versinken in ihren eigenen, schrägen Welten, zu denen niemand mehr Zugang hat. Deswegen kann uns auch Professor Maruscheks freudiger Enthusiasmus – er ist sichtbar froh, seinem Malkeller für ein paar Stunden entflohen zu sein – kaum aus der Reserve locken.

Da ist zum Beispiel Gerhard, ein studierter Mathematiker und Universitätsdozent, dem von einem Tag auf den anderen die Zahlen durcheinandergeraten sind. Sein Gehirn verwechselt seitdem einfache Wörter und Sätze mit komplexen, mathematischen Rechnungen. Erkundige ich mich zum Beispiel nach seinem Befinden, antwortet er mir, indem er aus einer astronomisch hohen Zahl die Wurzel zieht.

Er kann sich uns allen nicht mehr mitteilen; wir verstehen ihn nicht. Die Ärzte stehen vor einem Rätsel. Nur Gerhard hat sich anscheinend ganz gut mit seiner Situation arrangiert. Er wirkt stets heiter, während er in einer Tour Dreisätze und Formeln vor sich hin murmelt und auf die Frage, ob er gut geschlafen hat, einen Algorithmus zum Besten gibt.

Zum Schachfigurenschnitzen, dem neuesten Projekt von Herrn Professor Maruschek, hat er natürlich auch keinen Bock. Dazu braucht er uns nicht extra 3798 durch 52 zu teilen, das spiegelt sich schon in seinem missmutigen Gesicht wider.

Kurz vor meiner Entlassung ist Gerhard dann übrigens wieder aus seiner Zahlenwelt aufgewacht. Er bat mich eines Tages auf dem Parkplatz vor der Klinik ganz normal um Feuer für seine selbstgedrehte Zigarette – und erschreckte mich dabei fast zu Tode.

Gerhard entpuppte sich sogar als ziemlich wortgewandter Redner. Er erzählte mir, wie wohl und sicher er sich schon als Kind inmitten von Primzahlen und Multiplikationen gefühlt hatte, und auch von seiner Buchstabenphobie, die ihn urplötzlich während eines Vortrags vor seinen Studenten überfallen hatte. Seine Schüler mussten ihn aus dem Saal führen und den Notarzt rufen. So ist er dann in der Klinik gelandet.

Gerhard hat während seiner Krankheit nie verstanden, warum niemand seine mathematischen Gleichungen in Worte übersetzen konnte. Für ihn waren seine Antworten auf unsere Fragen immer sonnenklar formuliert.

Mir hat das Malen schon als Kind großen Spaß gemacht, doch Professor Maruschek ist meine sichtliche Begabung auf diesem Gebiet bisher vollkommen schnurz gewesen. Er deutet jedes Bild grundsätzlich tiefenpsychologisch und lässt auch die anderen Patienten mitreden. Für ihn sind ein gekonnter

Pinselstrich und eine sichere Farbgebung nebensächlich.

Nach jeder Malsitzung werden die Kunststücke auf dem Boden vor aller Augen ausgelegt und dann wird der Reihe nach munter analysiert. Zum Schluss gibt dann der Professor sein fachkundiges Statement ab. Ich bin immer wieder überrascht, wie treffsicher nicht nur er, sondern auch die anderen meine jeweiligen Seelenzustände aus meinen Acrylbildern herauslesen können. Besonders Mia ist ein regelrechtes Ass darin, meine Herzensnöte zu entlarven.

Draußen im Garten möchte Professor Maruschek nun, dass wir das alte Freiluftspielfeld neu beleben. Aus zweifarbigen Pflastersteinen hat eine andere Klinikgruppe, lange vor unserer Zeit und im Rahmen einer Milieuarbeit, ein Schachbrett vor dem alten Geräteschuppen verlegt. Die dazugehörigen Holzfiguren gammeln im hohen Gras nahe der Hecke vor sich hin und sind vereinzelt nur noch zum Einheizen zu gebrauchen.

Jetzt sind die Steine längst rissig geworden und das Unkraut wuchert in den Ritzen. Das Schachbrett ist ein beliebter Treff für uns Raucher, denn es ist von der Klinik aus nicht einsehbar. Hier wird schon lange kein Schach mehr gespielt.

Unsere Aufgabe ist es, die Figuren zu restaurieren oder gar komplett neu zu gestalten, je nachdem. Ich soll den König schnitzen und anschließend schwarz, aber trotzdem individuell bemalen. Ich habe keine Ahnung, wie ich das machen soll. Das hat sicher eine tiefere therapeutische Bedeutung, die sich mir jedoch nicht erschließt. Überhaupt habe ich Schnitzen immer schon doof gefunden.

Missmutig hole ich mir ein geeignetes Stück Holz und setze mich mit Tina in eine Ecke des Gartens. Sie hat einen Bauer in der Mangel und bearbeitet ihn, als hätte er ihr persönlich etwas angetan. Die Späne fliegen nur so durch die Luft.

Ich verpasse meinem König einen pinkfarbenen Schnurrbart.

Tina benimmt sich oft wie eine trotzige kleine Göre, voller Wut und Aggression, und ich selbst habe mich wohl zum pubertirenden Teenie zurückentwickelt. Eigentlich sind wir hier alle wie die Kinder: Wir lassen unseren Gefühlen freien Lauf. Das ist sicher oft nicht leicht für die Ärzte und Therapeuten und für all die anderen Menschen, die in der Klinik arbeiten. Ständig geht im Haus etwas kaputt, weil ein Patient seinen Ärger am Mobiliar auslässt. Wir weinen und schreien, wir zittern vor Angst und wir flehen die Ärzte um Hilfe an, wenn uns die Dämonen wieder einmal hinterrücks überfallen. Im Grunde sind wir so lebendig wie nie zuvor in unserem Leben. Alles bricht sich Bahn.

Endlich!

Nach der blöden Schnitzerei sitze ich mit Hans am Rande des kleinen Teichs im vorderen Teil des Gartens. Der gemeinsame Tanz letztens hat uns noch mehr zusammengeschweißt. Wir kauern beide in der Hocke im Gras und schauen aufs Wasser. Hans bläst kleine Rauchkringel in den blauen Himmel. Er wippt leicht vor und zurück, um das Gleichgewicht zu halten.

»An was denkst du?«, frage ich ihn und ziehe mein Kleid über die Knie. Jetzt sehe ich aus wie ein rosa Ballon. Ich kichere in mich hinein.

»An den Tod«, sagt er düster und zieht an seiner Zigarette. »Ich frage mich, ob es für mich vielleicht nicht das Beste ist zu sterben. Was habe ich denn schon für ein Leben? Angst, Depressionen und Wahnvorstellungen, wie beschissen ist das denn!«

Erschrocken schaue ich ihn von der Seite an. Mein schöner Hans mit den sanften, braunen Augen. Ich taste nach seiner Hand, aber er zieht sie weg.

»Ich will nicht, dass du stirbst!«, sage ich und starre dabei wie gebannt auf ein kleines Gänseblümchen neben meinem großen Zeh. Ich bin irgendwie peinlich berührt und kann ihm nicht ins Gesicht blicken.

»Was denkst du, was danach kommt?«, fragt er mich jetzt und zündet sich mit dem Stummel seiner Zigarette die nächste an.

»Keine Ahnung«, antworte ich und fixiere die bräunliche Wasseroberfläche. »Als Kind dachte ich immer, dass unser verstorbener Nachbar, der Herr Schönhauser, im Himmel auf mich wartet – und mich irgendwie von da oben aus auch beschützt. Ich hatte immer schon große Angst vor dem Sterben, solange ich denken kann. Ich habe schon als Kind viel darüber gelesen und nachgedacht, aber dadurch wurde es noch schlimmer.«

Hans schaut mich aufmerksam an. »Und glaubst du, dass das alles hier vielleicht sogar eine Strafe Gottes ist?« Er beschreibt mit seinen Händen einen großen Kreis und deutet auf das Klinikgebäude. »Glaubst du, dass Gott mich bestraft und ich deswegen nicht mehr gesund werde?«

Ich berühre Hans' Arm. »Nein, das glaube ich nicht, Gott ist doch kein Arschloch!«

»Bist du dir da so sicher?« Seine Mundwinkel zittern verdächtig. Um Himmels willen, hoffentlich fängt er jetzt nicht zu heulen an! Ich hopse, noch immer in der Hocke, ein Stückchen näher an ihn heran.

Da beginnt Hans plötzlich, am ganzen Körper zu zucken. Mit einem lauten Lacher explodiert er schallend und fällt dabei rücklings ins Gras. Jetzt bin auch ich nicht mehr zu halten: Wir lachen, bis uns die Seiten wehtun. Hans wälzt sich wie ein Kind auf der Erde und Tränen laufen über sein Gesicht. Wir lachen und lachen. Wir lachen über Gott und die Welt. Wir lachen über unser seltsames Schicksal, das uns in dieser Klinik zusammengeführt hat. Wir lachen über die Verrückten und die Normalen. Und am allermeisten lachen wir über uns selbst.

Was für ein herrlicher, wolkenloser Tag!

38

»Susi, das war richtig gut!« Mit einem Lächeln legt Frau Schwarzach den Aufsatz vor mich auf den Tisch. »Du hast eine sehr schöne Geschichte geschrieben. Du kannst wirklich stolz auf dich sein!« Ihre Augen verschwinden fast hinter den dicken Brillengläsern, aber ich weiß, dass sie freundlich schauen. Frau Schwarzach mag mich – und meine Aufsätze.

»Ich möchte, dass du dich nach der Stunde bei mir vorn am Pult meldest, ich will etwas mit dir besprechen.« Und schon geht sie eine Reihe weiter, um Ulrike, die hinter mir sitzt, eine kleine Standpauke zu halten. Die Arme hat total das Thema verfehlt.

Nach der Stunde gehe ich mit klopfendem Herzen zu ihr. Ich habe eine Eins für meinen Aufsatz bekommen. »Deine Fantasie ist nahezu grenzenlos und du verstehst es wunderbar, packende Geschichten daraus zu weben. Weiter so!« hat Frau Schwarzach ans Ende geschrieben und ein Smiley darunter gemalt.

»Na, freust du dich?«, fragt sie jetzt, während sie Bücher und Papiere in ihre Aktentasche stopft. Ich nicke und werde rot.

»Hast du schon von dem Schreibwettbewerb gehört, den das ZDF-Ferienprogramm für Kinder in diesen Sommerferien ausgeschrieben hat?«, fragt sie lächelnd und schaut mir dabei direkt in die Augen. »Ich finde, du solltest daran teilnehmen. Du hast gute Chancen, ganz vorn mit dabei zu sein. Du bist doch jetzt schon zwölf, oder?«

Ich nicke wieder, und dieses Mal ist mir dabei fast schwindelig vor Aufregung.

»Nun, dann kannst du mitmachen. Kinder ab zwölf Jahren dürfen ihre Geschichten einschicken. Ich schlage vor, dass du dir das heute Nachmittag im Fernsehen mal ansiehst, und dann sprechen wir noch einmal miteinander.«

Kann man vor lauter Glück eigentlich sterben?

Ich stehe still da. Ich liebe Frau Schwarzach! Keiner in der Klasse mag sie so recht; sie ist irgendwie schrullig und verplant. Und sie auch ein bisschen hässlich, sagen die anderen. Das finde ich überhaupt nicht!

Seit ich angefangen habe, Geschichten zu schreiben, geht es mir besser. Ich habe immer noch oft Angst, aber Frau Schwarzach hat mir gezeigt, wie ich mein Innerstes in meine Erzählungen einfließen lassen kann. Auch die schlimmen Dinge. Das gefällt mir. Mein Füller ist wie ein Zauberstab. Meine Geschichten sind zwar manchmal ein bisschen unheimlich und düster, doch Frau Schwarzach sagt, dass ich ruhig so weitermachen soll. Das ist toll.

Ich glaube, sie ist mein Schutzengel. Ich kann immer zu ihr kommen. Wir reden dann ein bisschen über Gefühle und so. Ich trau mich nicht, ihr alles zu erzählen, aber vielleicht kann sie ja auch zwischen den Zeilen lesen. Sie ist wirklich sehr klug.

39

Ich bin aus unserem Zimmer ausgezogen. Kim dreht total am Rad; sie muss mit einer höheren Dosis ruhiggestellt werden. In den Nächten geistert sie durch das Haus und erschreckt die anderen mit ihren Hasstiraden. Sie stand in der letzten Zeit jede Nacht an meinem Bett.

Jetzt wohne ich zwei Türen weiter mit Gabi zusammen, einer Verkäuferin aus der Spielwarenabteilung eines großen Kaufhauses in der Innenstadt. Sie ist eines Tages mitten im Laden zusammengebrochen. Ihr Hausarzt hat sie vor einer Woche einweisen lassen.

Kim hat mir einen kleinen Zettel auf das Kopfkissen gelegt. Ich habe ihn gefunden, als ich gerade mein Zeug für den Umzug zusammensuchte: »Es tut mir so leid, bitte verzeih mir. Ich kenne mich im Moment selbst nicht. Es tut alles so weh.« Ihre Schrift ist zittrig.

Ich nehme sie in den Arm, sie ist nur noch Haut und Knochen. »Wenn es dir besser geht, komme ich wieder«, flüstere ich in ihr Ohr, »das verspreche ich!« Wir weinen.

Tim steht draußen vor der Türe: »Hast du Lust, mit mir spazieren zu gehen? Ich darf ab heute auch in den Wald! Schau her, ich hab die Bestätigung vom Chefarzt.«

Er hält mir grinsend sein blaues Heft unter die Nase. Ich würde ihn jetzt so gerne küssen.

Ich bin nun schon so lange hier. Morgen habe ich eine Besprechung mit den behandelnden Ärzten und

Therapeuten. Mir ist ein bisschen mulmig: Wann darf ich wieder heim? Werde ich ein »normales« Leben da draußen überhaupt wieder führen können? Und was ist eigentlich normal?

Ich laufe Hand in Hand mit Tim über den großen Parkplatz vor dem Haus und dann hinein in den Wald. Mein rosafarbenes Kleid flattert um die Beine. Zwei Verrückte auf der Suche nach dem Nadelöhr zurück ins Leben, schießt es mir durch den Kopf.

Ich kann doch nicht ewig in der geschützten Welt der Klinik bleiben, oder?

40

Die Ferien sind fast vorbei. Jeden Tag habe ich bisher mit Spannung im Fernsehen die Verlesung der Namen jener Kinder verfolgt, die beim Schreibwettbewerb gewonnen haben. Fünfundzwanzigtausend Kinder und Jugendliche haben mitgemacht. Ich kann mir nicht vorstellen, dass ich eine von jenen hundert sein werde, deren Geschichte in einem Buch veröffentlicht wird. In einem richtigen Buch, das man später dann in der Buchhandlung kaufen kann. Vorsichtshalber habe ich zwei Texte eingeschickt. Ich finde, sie sind gut geworden. Ein bisschen unheimlich vielleicht, wie immer halt.

Morgen ist das Ferienprogramm vorbei. Heute werden die letzten zehn Namen vom Moderator vorgelesen. Ich sitze ganz allein vor dem Fernseher. Mama und Mimi sind zum Baden gefahren, es ist drückend heiß draußen. Papa ist in der Arbeit.

»Susanne Seethaler!« Da, fast hätte ich es auch noch überhört, so aufgeregt bin ich. Schon wird das nächste Kind genannt. Eine kurze Schrecksekunde habe ich Angst, mich vielleicht verhört zu haben, doch nun laufen die Namen noch mal in alphabetischer Reihenfolge am unteren Bildrand entlang. Direkt dahinter der Titel der jeweiligen Geschichte: Susanne Seethaler – Nebel. Ich bin außer mir vor Freude.

Ich habe über einen Spaziergang im Nebel geschrieben. Frau Schwarzach hat gesagt, dass es schon ein sehr ungewöhnliches Thema für so ein junges Mädchen ist, so gar nicht fröhlich. Sie hat mich trotzdem ermutigt, die Geschichte einzusenden.

Ich weiß noch ganz genau, wie ich mich damals gefühlt habe, als ich eines Abends in der Dämmerung von Andreas Elternhaus über die Felder heimgegangen bin. Der Nebel ist so dicht gewesen, dass ich kaum den Weg vor mir erkennen konnte. Ich hatte schreckliche Angst, mich zu verirren. Ich fühlte mich so verloren.

Da bin ich in Panik geraten, und als ich plötzlich von Weitem Licht gesehen habe, lief ich wie der Wind dorthin. Ich schlüpfte unter einem Gartenzaun durch und klopfte an die Terrassentüre eines wildfremden Hauses. Die Menschen sind wahnsinnig erschrocken. Sie saßen gerade in ihrem Wohnzimmer vor dem Fernseher: zwei Erwachsene, zwei Kinder.

Sie haben mich dann trotzdem reingelassen und ich bin mitten auf ihrem Teppich weinend zusammengebrochen. Der Mann hat mich erst in den Arm genommen und mich dann mit seinem Auto nach Hause gefahren.

Daheim haben sich meine Eltern ein bisschen für mich geschämt, weil ich immer so dramatisch bin. Sie haben sich bei dem Mann für mein Theater entschuldigt, doch das habe ich im Text weggelassen.

Das ist meine Geschichte und nun wird sie in einem richtigen Buch zu lesen sein.

41

Ich weiß zwar im Moment nicht genau, wie sich gesund sein anfühlt, aber wirklich krank fühle ich mich auch nicht mehr. Hier in der Klinik wird meine Angst professionell in Schach gehalten.

Ich bin den ganzen Tag mit diversen Therapien beschäftigt und werde von Ärzten und Fachpersonal quasi rund um die Uhr betreut – und ich habe Freunde gefunden; neue Freunde, die auch alle »einen an der Klatsche« haben so wie ich.

Es gibt immer öfter Momente, manchmal sogar ganze Tage, wo ich die Panik überhaupt nicht mehr spüre. Trotzdem habe ich nach wie vor das Gefühl, dass sie irgendwo in meinem Körper auf der Lauer liegt. Das beunruhigt mich manchmal.

Überhaupt hat sich mein Körper dramatisch verändert: Ich bin noch immer sehr mager und zerbrechlich. Mein rosafarbenes Kleid schlottert an mir, keine barocken Rundungen mehr. Außerdem ist meine linke Gesichtshälfte seit der ersten Angstattacke permanent verspannt, das verleiht mir einen grimmigen Ausdruck. Warum nur links, das weiß kein Mensch. Die Ärzte in der Klinik sind ratlos. Mein Therapeut sagt, dass da die verkapselte Wut von damals sitzt. Er sagt auch, dass es noch lange dauern wird, bis sich diese alte, angestaute Wut aus meiner Kindheit ganz lösen wird.

Wir werden nach dem Klinikaufenthalt noch weitere vier Jahre ambulant miteinander zu tun haben. Ein langer Heilungsprozess wartet auf mich.

In dem großen Büro des Chefarztes sitzen sie im Halbkreis und warten auf mich: der Chefarzt, die behandelnden Ärzte, Frau Dr. Bartók, mein Einzeltherapeut und alle anderen Therapeuten. Ich hatte in den vergangenen Wochen und Monaten Mal- und Tanztherapie, Reiten, Gruppentherapie und Einzelsitzungen. Ich habe an einem Kunstprojekt im Garten teilgenommen – mein schwarzer König ist gar nicht mal so schlecht geworden – und unter der Anleitung einer Ernährungsberaterin mit den Apachen zusammen vegetarisch gekocht. Ich versuchte, beim Feldenkrais wieder ein Gespür für meinen Körper zu bekommen, und spielte mit Tina und anderen Hyperaktiven jeden Morgen nach dem Frühstück Volleyball.

Heute wird mein Fall besprochen, es wird entschieden werden, wie lange ich noch bleiben muss und wie weit ich in meiner Genesung überhaupt schon fortgeschritten bin. Um nicht allein vor das »Gremium« treten zu müssen, durfte ich mir einen Menschen unter den Patienten aussuchen, der mich begleitet. Auch er wird zu Wort kommen und für mich sprechen. Meine Wahl ist auf Richard gefallen.

Ich mag Richards wachen Geist und seine ehrliche Art, Dinge auf den Punkt zu bringen. Warum ist ein Mensch wie er nur hier gelandet? Er ist schon so lange in Behandlung, zieht von einer Klinik zur nächsten, unterbrochen von betreuten Wohneinrichtungen, wo er es nie lange aushält. Wer oder was hat ihn nur so aus der Bahn geworfen? Er hat es mir nie erzählt.

Richard lacht immer nur, wenn ich ihn danach frage, und lenkt mich dann geschickt ab, aber ich sehe in seinen Augen jene große Einsamkeit, die für dieses Leben verantwortlich ist. Er hat es nie geschafft, im »realen« Alltag Freunde zu finden, er hat in der Gesellschaft nie richtig Fuß gefasst.

»Es ist die Einsamkeit, die uns krank werden lässt«, sagt mein Therapeut, »die innere Einsamkeit, die sich in den äußeren Lebensumständen widerspiegelt.«

War ich denn auch einsam vor meinem Zusammenbruch? Warum habe ich das nur nie bemerkt?

Wir sind beide wahnsinnig aufgeregt, wie wir da vor der Türe des Chefarztzimmers stehen. Richard hat sich extra in Schale geworfen, er trägt einen grauen, viel zu großen Anzug und eine hellblaue Krawatte.

Er rührt mich zu Tränen, wie er da neben mir von einem Fuß auf den anderen tritt. Ich nehme seine Hand, sie ist schweißnass.

»Frau Seethaler, wir können jetzt.« Dr. Bartók streckt den Kopf heraus und lächelt aufmunternd.

Die kommende Stunde vergeht wie im Flug. Alle Therapeuten erzählen über ihre Erfahrungen mit mir und wie sie die fortschreitende Genesung einschätzen. Zum Schluss spricht jeder von ihnen eine Empfehlung aus, wie lange ich noch hierbleiben soll. Man einigt sich auf weitere drei Wochen. Mir schwindet die Hoffnung, das ist ziemlich lange.

Vor uns, auf dem Boden ausgebreitet, liegen meine Bilder aus der Maltherapie; ich kann die Veränderung sehen. Dort, wo zu Beginn nur schwarze und rote Wirbel, gähnende Abgründe und augenlose Menschen mit schreienden Mündern zu sehen waren, haben sich im Laufe der Zeit blühende Bäume und ein wolkenloser Himmel breitgemacht. Es ist also noch nicht Hopfen und Malz verloren, das bestätigt auch Professor Maruschek, der Kunsttherapeut. Ein bisschen soll ich eben noch bleiben, zur weiteren Stabilisierung.

Das Schlusswort hat Richard. Er steht aufrecht da, aber sein linkes Auge zuckt verdächtig hinter der Brille. Ich fühle regelrecht, wie er versucht, seinen inneren Aufruhr zu verbergen. Aber es gelingt ihm nicht wirklich.

Wir sind hier alle dermaßen zartbesaitet, dass unsere Gefühle für jeden sichtbar bloß liegen. Die Masken und Schutzpanzer, die wir draußen getragen haben, haben wir bei der Einweisung an der Eingangspforte abgelegt.

Richard spricht davon, wie er mich kennengelernt hat: ein Bündel Elend voller Angst, eine junge Frau, die gebeugt durch die Gänge huschte, als hätte ihr jemand in den Magen geboxt, immer auf der Flucht vor ihrer inneren, namenlosen Panik. Er erzählt, wie schwer es am Anfang für ihn war, Kontakt zu mir aufzunehmen, weil ich wie hinter einer Wand lebte, und wie froh er ist, dass es mir jetzt wieder besser geht. Mir laufen die Tränen über die Wangen und Frau Dr. Bartók schnäuzt gerührt in ihr Taschentuch.

Er spricht über mein fröhliches Wesen, über meine Empathie und wie toll es ist, mit mir befreundet zu sein. Er will nicht, dass ich gehe, trotzdem wünscht er mir, dass ich bald wieder ins Leben jenseits der Klinikmauern eintauche. Als er sich wieder hinsetzt, hat er rote Wangen und Tränen in den Augen. Er zwinkert mir verstohlen zu.

Es ist die schönste Liebeserklärung, die ich jemals bekommen habe.

Am Abend schaue ich fern: Papst Benedikt besucht den Weltjugendtag in Köln. Es ist sein erster Besuch in Deutschland als Oberhaupt der römisch-katholischen Kirche.

Die gefestigten unter uns Patienten dürfen, wenn sie wollen, im Fernsehraum jeden Abend Nachrichten sehen. Das steht mit einem Extravermerk in unseren blauen Heften. Alle anderen sind zu feinfühlig für diese Welt von Mord und Totschlag, Intrigen und Naturkatastrophen. Sie rauchen lieber im Garten oder sitzen unter der Aufsicht einer diensthabenden Schwester im Aufenthaltsraum und fädeln Perlen zu Ketten auf, die sie nach der Entlassung mit nach Hause nehmen dürfen. Carmen hat natürlich längst wieder ihren angestammten Platz in der Eingangshalle bezogen. Sie schläft bereits vor den Acht-Uhr-Nachrichten tief und fest.

Es ist seltsam für mich, ihn zu sehen, wie er da steht in seiner weißen Kutte und mit den segnenden Händen über der Menschenmenge. Die Erinnerung an damals wird blitzartig wach. Wieder sitze ich vor dem Bildschirm und starre auf diesen Mann mit den tief liegenden Augen. Er ist mir nach wie vor unheimlich.

Hans, der gerade eine wahnfreie Phase hat und wie immer eine Kippe nach der anderen inhaliert, sitzt neben mir. Das Rauchen ist im Fernsehzimmer strengstens verboten, aber was scheren wir Verrückte uns schon um Verbote!

Meine Gedanken schweifen ab, während Benedikt über die Wichtigkeit des Glaubens spricht. Werde ich jemals herausfinden, warum gerade dieser Papst der finale Auslöser für meinen Zusammenbruch war?

Mein Therapeut macht mir da keine Hoffnungen: »Das Ganze ist zu komplex. Es spielen da viele Aspekte eine oft sehr verborgene Rolle. All diese Aspekte und Facetten sind es, die letztendlich einen psychischen Supergau auslösen«, sagt er. »Es ist sehr mühsam, das

Puzzle im Nachhinein zusammenzusetzen, um eine genaue Erklärung zu finden.«

Hat Benedikt mich vor ein paar Monaten plötzlich unterbewusst an meine Einsamkeit als Kind erinnert, an die Zeit, als ich mein Gottvertrauen verloren glaubte? Als ich niemanden mehr hatte, dem ich mich anvertrauen konnte, nicht einmal mehr ihn, Gott!

Vielleicht.

»Es ist das fehlende Urvertrauen, das die Menschen krank werden lässt«, hat mir mein Therapeut weiter erklärt. »Es fehlen Stabilität und Eigenliebe. Beides einem heranwachsenden Kind zu vermitteln, das ist die Aufgabe der Ursprungsfamilie, der Eltern und der Großeltern, der Lehrer und der Mentoren.«

Ich denke an Frau Schwarzach und an die Hand meines Papas beim Schlittschuhlaufen. Ich erkenne in meinen eigenen blauen Augen die Augen meiner Mutter wieder. Ich erblicke darin so viele Gemeinsamkeiten – ich bin ihre Tochter. Ich sehe meine Oma vor mir, wie sie mich Angsthäschen nennt und dabei liebevoll über mein Haar streichelt. Diese vier, aber auch alle anderen in meinem unmittelbaren Umfeld haben die himmelschreiende Not in mir nicht erkannt. Wie konnte das passieren? Vielleicht hatten sie nie Zugang zu ihren eigenen finsteren Orten.

Das ist die einzige Erklärung, die mir einfällt, als die Nachrichtensprecherin gerade an den Wettermoderator übergibt. Es soll weiter heiß und sonnig bleiben.

Ein Jahrhundertsommer eben.

42

»Und jedem Anfang wohnt
ein Zauber inne,
der uns beschützt und der
uns hilft zu leben.«

Hermann Hesse

Heute Morgen plätschert beim Aufwachen schwerer Regen gegen das Fenster. Der erste Wolkenbruch nach schier endlos langen Sonnenwochen. Ich weiß gar nicht, was ich anziehen soll. Mein rosafarbenes Kleid ist hier zu meiner zweiten Haut geworden und ich kann mich nicht einmal mehr daran erinnern, wann ich zum letzten Mal Schuhe getragen habe.

Ich bin in dieser Klinik zu einer Art spätem Hippiemädchen geworden, das barfuß durch die Gänge zu den Therapien läuft, das im Sommerkleid im Garten mit ihren Freunden Ball spielt und das nachts im Keller abrockt. Mein Therapeut glaubt, dass ich in den letzten Monaten einen Teil meiner Jugend hier nachgeholt habe.

Ich schlüpfe in eine Jogginghose und ziehe das Kleid einfach drüber. Das sieht gar nicht mal so schlecht aus. Dann noch die rote Strickjacke, die mir Dagmar vor ewigen Zeiten mal geschenkt hat, über die Schultern gezogen. Fertig. Schuhe spare ich mir auch heute, draußen ist es immer noch warm genug. Die Erde ist von dem schönen Wetter der vergangenen Wochen bestimmt noch aufgeheizt.

Nach der morgendlichen Milieutherapie sitzen Tina und ich mal wieder auf der Freitreppe unter dem kleinen Dach, das die Eingangstüre vor Wind und Wetter schützt. Der Regen hat nicht nachgelassen. Tina reicht mir ihre Zigarette rüber und ich ziehe daran. Keine Ahnung, wann ich dieses Laster wieder loswerde.

Hans und eine junge Frau, die erst vor ein paar Tagen angekommen ist, gesellen sich zu uns. Wir sitzen schweigend beisammen und genießen das Naturschauspiel.

»Weißt du, was das Tolle am Verrücktsein ist?« Tina kneift genießerisch die Augen zusammen und beginnt langsam, in der Hocke sitzend zu wippen.

»Nö, keine Ahnung!«, antworte ich, während ich träge die Zigarette an Hans weitergebe. Ich lächle in mich hinein: Tina ist bekannt für ihre wilden Einfälle.

»Na, man kann alles machen, was man will, weil man eh schon als bekloppt gilt. Wir haben rein gar nichts mehr zu verlieren, oder?« Sie grinst mir frech zu und hüpft geschmeidig und mit einem Satz in den Stand. Mit funkelnden Scheinwerferaugen schaut sie auf mich herab. »Uns kann keiner mehr einliefern. Wir sitzen doch bereits in der Klapse!«

Mit diesen Worten springt sie lachend wie ein Kobold in den Regen hinaus und streckt ihr Gesicht den Wolken entgegen. Binnen Sekunden ist sie vollkommen durchnässt: »Worauf wartet ihr noch, lasst uns im Regen tanzen!«

Ich schaue zu Hans rüber. In seinen Augen glitzert es lebendig. Der Blick der jungen Frau verrät nichts, aber ihren Mund umspielt ein kleines Lächeln – vielleicht das erste seit Tagen. Da spüre ich Hans' Hand in der meinen, er nickt mir zu, und mit zwei großen Schritten springen wir in die nächste Pfütze, die sich direkt vor dem Eingang gebildet hat.

Jogginghose und Jacke liegen als klatschnasser Haufen auf dem Asphalt neben der Treppe, ich habe mich allem Überschüssigen entledigt.

Ich hebe meine Arme dem Himmel entgegen und drehe mich selig im Kreis, mein rosafarbenes Kleid klebt am Körper. Aus den Augenwinkeln sehe ich Hans um mich herumwirbeln, während Tina wie wild in die Pfützen springt und dabei helle Freudenjauchzer ausstößt. Das anschließende Donnerwetter von Frau Dr. Bartók liegt noch in weiter Ferne.

Wir sind glücklich und ausgelassen wie die Kinder und ich fühle mich frei wie nie.

Ich tanze im Regen.

Übermorgen darf ich nach Hause.

Epilog

Dieses Buch ist als Hommage an das Leben gedacht – und zu einem wirklich lebendigen Leben gehören eben auch Gefühle wie Angst, Wut und Trauer.

Verdrängte Gefühle werden immer irgendwie versuchen, an die Oberfläche zu gelangen, davon bin ich überzeugt. Sie wollen erkannt, verstanden und in Liebe angenommen werden. In meinem Fall wählte meine verkapselte Angst aus der Kindheit den psychischen Zusammenbruch, als ich längst erwachsen war. Andere Menschen werden körperlich krank.

Mittlerweile sind acht Jahre seit meiner Selbsteinweisung in die Psychiatrie ins Land gegangen. Vieles hat sich seitdem in meinem Leben getan. Auch in Rom hat ein neuer Papst auf dem Stuhl Petri Platz genommen. Ich bin wieder gesund geworden und in den Alltag zurückgekehrt. Nach meiner Entlassung aus der Klinik brauchte ich allerdings noch fast ein ganzes Jahr, um mich wieder in das sogenannte »gesellschaftliche Leben« einzufügen, also »normal« zu funktionieren. In den ersten Monaten machte mir vieles noch Angst. Die Menschen um mich herum wirkten so schnell, kraftvoll und zielorientiert, während ich langsam, ziemlich wackelig auf den Beinen und ohne Plan durch die Gegend lief.

Angst gehört, wie jedes andere vordergründig negative Gefühl, zum Menschsein dazu, sie möchte integriert werden.

Es gibt auch heute noch Zeiten, in denen es mir schwerfällt, sie zu akzeptieren und anzunehmen. Dann überfällt sie mich wieder hinterrücks und versucht, mich in ihre Klauen zu bekommen. Im Unterschied zu damals hat sie allerdings jene schreckliche und alles verschlingende Macht über mich verloren. Ich kann mit ihr umgehen und sie dann wieder ziehen lassen.

Die Angst jagt mir keinen Schrecken mehr ein. Ohne die Hilfe meines Einzeltherapeuten, der mich über einige Jahre hinweg nach der Klinik weiter ambulant betreute, wäre das wahrscheinlich nicht möglich gewesen.

Nach meinem Klinikaufenthalt startete ich ein umfassendes »Genesungsprogramm«, das in den ersten Jahren vor allem auf mehrere ineinandergreifende Therapieformen, die ich in der Klinik kennengelernt hatte, aufbaute. Ich besuchte, wie bereits erwähnt, weiterhin jede Woche fleißig meinen Therapeuten und entschied mich auf sein Anraten hin zudem für eine intensive Gruppentherapie, die mit einer wöchentlichen Stunde Tanztherapie einherging. Vier Jahre gingen so ins Land. Ich bin fest davon überzeugt, dass diese intensive »Nachsorge« in vielen Fällen der Garant für eine erfolgreiche Heilung ist.

Außerdem habe ich in all den Jahren der Rekonvaleszenz gelernt, liebevoller und stressfreier mit mir umzugehen, Grenzen zu ziehen, Gefühle auszudrücken und auch mal Nein zu sagen. Und ich rauche nicht mehr.

Lange war ich mir meiner inneren Vereinsamung nicht bewusst, hatte und habe ich doch einen großen Freundeskreis. Erst als ich in Kontakt mit mir selbst gekommen bin, bekam ich auch echten und wirklichen Kontakt zu meinen Mitmenschen, wohl einer der wesentlichsten Schritte zu meiner Genesung.

Kurz nach meiner Entlassung begann ich mich zudem, angeregt durch einen guten Freund, der viele Jahre in einem buddhistischen Kloster verbracht hatte, für Meditation zu interessieren. Ich besuchte Kurse und Vorträge und lernte verschiedene Techniken, die mir halfen, mich zu stabilisieren. Bis zum heutigen Tag sitze ich jeden Morgen für mindestens dreißig Minuten auf meinem Meditationskissen. Immer häufiger kann ich nun innere Ruhe und Ausgeglichenheit – freilich mit Ausnahmen – anstatt Hektik und Aufruhr in mir wahrnehmen. Das freut mich sehr.

Zu meinen Freunden aus der Klinik habe ich leider keinen Kontakt mehr.

Ich weiß, dass Tina nach ihrer Entlassung eine Clown-Ausbildung gemacht hat. Ich habe gehört, dass sie sich wunderbar darin macht.

Tim studiert vermutlich irgendwo und irgendwas in Deutschland.

Kim wurde wieder gesund und ist in ihre Heimatstadt zurückgekehrt.

Hans ist zwar zu sich nach Hause, nicht jedoch auf die Bühne zurückgekehrt.

Die Lebenswege von Richard und Carmen konnte ich nicht weiterverfolgen.

Und auch in meiner Familie hat sich das Rad der Zeit weitergedreht.

Maria und ich sind, jede für sich, erwachsen geworden. Der alten Rivalität ist ein freundschaftlicher Umgang miteinander gewichen. Wir sehen uns allerdings sehr selten; sie lebt jetzt mit ihrer Familie in den USA.

Mimi ist natürlich immer noch meine Schwester – ich kann mir keine bessere wünschen.

Buff braucht dringend mal wieder eine neue Ladung Füllwatte, er ist schon ganz dünn geworden. Er verbringt seinen Altersruhesitz auf dem Sofa in meinem Wohnzimmer.

Mit meiner Mutter gehe ich nach wie vor gerne auf unsere Hütte. Dann sitzen wir abends in unseren Nachthemden am Kachelofen und erzählen uns Geschichten. Wir lachen viel und es wärmt mir heute noch das Herz. Das Loch zum Schlafraum gibt es nicht mehr. Irgendwer hat es zugenagelt.

Mein Vater ist ein sehr erfolgreicher Geschäftsmann. Er liebt Eishockey und geht in seiner Freizeit gerne ins Stadion. Seine eigenen Schlittschuhe hat er vor langer Zeit an den Nagel gehängt.

Und Oma? Sie schreitet mittlerweile rüstig dem fünfundneunzigsten Lebensjahr entgegen. Der Krieg mit all seinen schrecklichen Erfahrungen hat ihrer

Gesundheit nicht wirklich etwas anhaben können. Sie hat Opa nun schon mehr als zwanzig Jahre überlebt.

Kinder, die mit einem wachen und fantasievollen Geist gesegnet sind, fallen oft durch ihr zartes und schüchternes Wesen auf. Sie sind keine Draufgänger, sondern treten der Welt eher ängstlich oder zumindest zaghaft entgegen. Manche von ihnen lesen gerne, malen, basteln für sich allein oder sie erfinden fantasievolle Spiele draußen in der Natur. Die meisten Gefühle dieser Kinder spielen sich tief in ihren Herzen ab; wenig dringt nach draußen. Es fehlt ihnen oft der Mut, sich selbst den engsten Vertrauten wie Eltern, Geschwistern oder Freunden gegenüber zu öffnen. Solche Kinder vereinsamen manchmal innerlich, ohne dass es ihrer unmittelbaren Umgebung groß auffällt oder dass explizit jemand Schuld daran trägt.

Ein solches Kind bin ich gewesen.

Dank

»Keine Straße ist lang
mit einem Freund an der Seite.«

Rainer Maria Rilke

Dieses Buch ist einigen Mitpatienten von damals gewidmet. Um meine Freunde zu schützen, wurden ihre – und auch viele andere – Namen im Text geändert. Ich hoffe, ihr erkennt euch in den Anfangsbuchstaben der Widmung trotzdem wieder. Ich danke euch allen von ganzem Herzen für euren Mut, euer Anderssein und für eure Unterstützung während einer Zeit, die für uns alle kein Zuckerschlecken war.

Dasselbe gilt für meinen Plüschaffen Buff. Ich weiß nicht, ob es »erwachsen« ist, Plüschtieren in Büchern zu danken, aber es ist mir total egal: Buff, ich liebe dich!

Ich danke meiner Freundin Dagmar und meiner Schwester, die mir beide bis heute unerschütterlich zur Seite stehen. Und ich umarme meine Eltern in Dankbarkeit – ich trage euch in meinem Herzen.

Ich bedanke mich bei allen Klinik-Wegbegleitern, Ärzten und Therapeuten von damals, die bis zum heutigen Tag voller Enthusiasmus und Zuversicht einem wilden und verängstigten Haufen von Patienten stets eine sichere Zuflucht auf Zeit gewährleisten. Mein besonderer Dank geht dabei an Dr. Egon Fabian, der sich bereit erklärt hat, diesem Buch ein Nachwort hinzuzufügen.

Constanze Hegetusch hat mich darin bestärkt, dieses Buch zu schreiben. Sie wusste wohl, dass dies der letzte Schritt zur Heilung sein würde. Ich danke dir dafür.

Mein Dank geht auch an Ingo E. P. Hugger, meinen ehrlichsten Kritiker; er ermahnt mich stets zu neuen Texten und Buchideen.

Und zu guter Letzt bedanke ich mich bei Flo Mega, den ich leider nicht persönlich kenne, der mir aber einige Jahre nach meinem Klinikaufenthalt mit seinem Lied »Ich bin zurück von dort, wo der Pfeffer wächst« mitten aus dem Herzen gesprochen hat.

Menschen, die sich in ihrem Leben für radikale Schritte entscheiden müssen, um zu gesunden und zu wachsen, sind nicht zu belächeln, zu bemitleiden oder von oben herab zu behandeln. Ihnen gebührt Applaus für ihren Mut.

Ich wünsche all jenen dort draußen, die sich gerade noch im »Land, wo der Pfeffer wächst« befinden, eine erfolgreiche Rückkehr – ihr schafft es!

Nachwort

Ingeborg Bachmann schreibt 1966 über die Angst in ihrem »Buch Franza«:

> Ich rede über die Angst. Schlagt alle Bücher zu, das Abrakadabra der Philosophen [...] die die Metaphysik bemühen und nicht wissen, was die Angst ist. Die Angst ist kein Geheimnis, kein Terminus, [sie ist] nicht systematisierbar, [...] nicht disputierbar, sie ist der Überfall, [...] der massive Angriff auf das Leben.

Diese Worte einer Betroffenen, die die überwältigende Erfahrung einer vernichtenden Angst gemacht hat, versuchen, das Wesen dieses Erlebens kommunizierbar zu machen. Sie richten sich an solche – Philosophen, aber auch Ärzte und Therapeuten –, die versuchen, sie hinter ihrem Schreibtisch oder hinter ihrem weißen Kittel zu begreifen. Doch die Angsterfahrung – Baudelaire nannte sie »Der Abgrund« – entzieht sich dem, der sie aus der theoretischen Distanz erfassen will.

Die Angst, die hier gemeint ist, ist keine Furcht, nichts, was durch geduldige und kluge Zurede »zur Vernunft« gebracht werden kann; sie ist die Todesangst, die unbeschreibliche Angst eines verlassenen

Kindes. Diese Angst befällt das Kind, das für seine Gefühle, seine Ängste – es ist in der Welt ohne die Hilfe der Erwachsenen verloren – kein Gehör, keine Empathie findet; das umgeben ist von Menschen, die es nicht verstehen, die nicht versuchen, es in die Arme zu nehmen und zu trösten; von Menschen, die selbst einmal Verlassene, in ihrer Not Nicht-Verstandene, Nicht-Angenommene waren. Und die vielleicht von ihren eigenen Eltern gelernt haben, dass Angst gleichbedeutend sei mit Feigheit und vermieden oder belächelt werden sollte.

Begegnet der unter Angst Leidende Ärzten, die in ihren Studienjahren dazu erzogen wurden, in der Angst ein biologisches Phänomen zu sehen, die Folge einer Funktionsstörung im Gehirn, die nur mit Medikamenten zu bekämpfen ist, erlebt er die Wiederholung des Traumas seiner Kindheit. Wieder versteht keiner sein Leid, die Menschen um ihn sprechen, bemühen sich, rennen herum, doch sie können ihn nicht erreichen, er bleibt allein, eingesperrt, wie damals, allein hinter der dicken Wand seiner Angst.

Für diese Erfahrung findet Susanne Seethaler Worte. Sie berichtet aus der Sicht des Mädchens, dessen Welt verändert ist durch die allgegenwärtige Bedrohung jener »namenlosen« Angst, die es wie ein Ungeheuer verfolgt. Aber die kleine Susanne kann sich auch nicht verstecken, weil das Ungeheuer in ihr wohnt, in ihrem Herzen und ihrem Kopf, in ihrem ganzen Körper. Es beherrscht sie besonders in der Nacht – in der Nacht leiden Kinder, und auch Erwachsene, am meisten unter Angst. Das Ungeheuer stellt sich wie eine Wand zwischen sie und die anderen.

Das volle Erscheinungsbild dessen, was man Angststörung nennt, die ganze Symptomatik, wird von Susanne Seethaler geschildert. Und auch, wie die verfolgende Angst wehrlos, dann depressiv macht, wie man den Kontakt zur Umwelt allmählich verliert und schließlich nur noch allein mit seiner Angst vegetiert. Ein Versuch, sich doch zu wehren, besteht darin, der Angst ein Gesicht zu geben, sie zu konkretisieren. Dann weiß man wenigstens, wer der tödliche Feind ist.

Allein ist sie der Angst ausgeliefert und hat keine Chance. Schon als Kind wurde sie nicht verstanden, wenn sie beängstigt war. Für »Angsthäschen« gab es kein Verständnis; Indianer soll man sein, »stark und stolz, und vor allem wahnsinnig mutig«. Gleichzeitig durchschaut sie, dass sich die Erwachsenen »schämen, wenn sie Angst haben, und darum reden sie nie darüber«. Auch ihre Einsamkeit, durch die Eifersucht (auf die, die besser und geschätzter sind) noch gesteigert, bleibt unverstanden.

Diese Einstellung zur Angst begegnet ihr auch in ihrer späteren Not, als sie bei Ärzten verzweifelt Hilfe sucht. Ihre Hirnströme sind normal, man kann nichts Pathologisches feststellen, also ist die Angst unbegründet. Die »lautlosen Schreie« hören die meisten Ärzte nicht, sie sind nicht dafür ausgebildet. Angst kann nur jemand verstehen, der sie selbst zulässt.

Die Tatsache, dass die gegenwärtige Angst eine

Neuerscheinung der alten Angst der Kindheit darstellt, widerspiegelt sich stilistisch in den Rückblenden im Text.

Ein erster, noch schwacher Lichtblick kommt mit einem persönlichen Kontakt. Eine Ärztin *spürt* ihre Not, wie eine gute Mutter; ein anderer, ein väterlicher Arzt, bietet »männliche Wärme und Geborgenheit«. Mitpatienten und Mitpatientinnen verstehen sie, weil sie das gleiche Leid unter seinen verschiedenen Gesichtern kennen, und schließen sich zusammen. Mit dem Nachlassen der furchtbaren Einsamkeit lässt der Würgegriff der Angst nach.

Empathie und Schutz sind unerlässlich; aber erst mit dem Gefühl, Teil einer Gruppe zu sein, dazuzugehören, von Menschen verstanden und getragen zu werden – ein Gefühl, das sie als Kind nicht kannte –, tritt die eigentliche Heilung allmählich ein. Deshalb sind Gruppentherapie, Tanztherapie, Maltherapie in Gruppen hilfreich. Und die Therapie ist mit der Entlassung aus der Klinik noch nicht abgeschlossen, die Patientin braucht die Vertiefung der neuen Erfahrungen mehrere Jahre lang. Auch die Bearbeitung der Wut, der Scham, der Eifersucht und der Trauer sind nötig, um die Persönlichkeit zu stärken.

Susanne Seethaler weiß, dass wahre Stärke nicht die Abwesenheit der Angst bedeutet. Sie erkennt, dass Angst »zum Menschsein dazugehört«; gesund sein heißt, sie in sein Leben zu integrieren. Und der wahre Mut ist nicht das Nicht-Spüren der Angst, sondern ihre Überwindung. Ihrem Buch stellt sie als Motto

Fontanes Satz voran: »Mit Todesangst im Herzen *doch* ausgehalten; der einzig wahre Mut.«

Einen Menschen, der unter Angst leidet, zu verstehen und erfolgreich zu begleiten, ist mehr als eine Therapie: Es ist eine Lehre und eine menschliche Erfahrung, die dem Therapeutsein Sinn und Tiefe verleiht. Ein solcher Erfolg ist nicht nur ein therapeutischer, sondern auch ein menschlicher. Für diese Erfahrung möchte ich auch Susanne Seethaler an dieser Stelle danken.

Dr. med. Egon Fabian

Dr. med. Egon Fabian ist Facharzt für Psychiatrie und Neurologie, für Psychotherapeutische Medizin und Psychoanalytiker. Er leitet als Chefarzt die Dynamisch-Psychiatrische Klinik Menterschwaige in München.

Weitere Bücher von Susanne Seethaler

Vom Glück, mit Liebe zu kochen
Ein lebensfroher Ratgeber, der hilft, die Schönheit in allen Dingen zu entdecken.
136 Seiten, durchg. bebildert, ISBN 978-3-485-01324-6

Die echte bayerische Küche
Die Klassiker für den kleinen und großen Hunger, für den Biergarten, den Nachmittagskaffee oder sonntägliche Schlemmereien.
144 Seiten mit Fotos, dt.-engl., ISBN 978-3-485-01045-0

Unsere bayerische Lebensart
Für Einheimische und »Zuagroaste«: echte bayerische Bräuche aus längst vergangenen Zeiten.
304 Seiten, ISBN 978-3-485-01028-3

Das Heilwissen der Bauern
Traditionelle und einfach anwendbare Hausmittel gegen die häufigsten Beschwerden.
144 Seiten, ISBN 978-3-485-01106-8

Das Heilwissen der Frauen vom Land
Susanne Seethaler hat den reichen Erfahrungsschatz an Hausmitteln für Frauenbeschwerden aufgezeichnet.
144 Seiten, ISBN 978-3-485-01175-4